O melhor cérebro da sua vida

Barbara Strauch

# O melhor cérebro da sua vida

## Segredos e talentos da maturidade

Tradução:
Vera Ribeiro

ZAHAR

*Para minha família*



*Grafia atualizada segundo o Acordo Ortográfico da Língua Portuguesa de 1990, que entrou em vigor no Brasil em 2009.*

Tradução autorizada da primeira edição americana, publicada em 2010 por Viking Penguin, uma divisão de Penguin Group, de Nova York, Estados Unidos

*Título original*
The Secret Life of the Grow-Up Brain (The Surprising Talents of the Middle-Aged Mind)

*Capa*
Rafael Nobre

*Preparação*
Juliana Romeiro

*Revisão*
Maria da Glória S. Carvalho
Eduardo Monteiro

*Indexação*
Nelly Praça

CIP-Brasil. Catalogação na fonte
Sindicato Nacional dos Editores de Livros, RJ

Strauch, Barbara
S891m O melhor cérebro da sua vida: segredos e talentos da maturidade / Barbara Strauch; tradução Vera Ribeiro. – 1ª ed. – Rio de Janeiro: Zahar, 2011.

Tradução de: The secret life of the grown-up brain: the surprising talents of the middle-aged mind
Inclui bibliografia e índice
ISBN 978-85-378-0527-5

1. Pessoas de meia-idade – Saúde mental. 2. Distúrbios da memória. 3. Cérebro. I. Título. II. Título: Segredos e talentos da maturidade.

CDD: 616.8900844
11-1147 CDU: 616.89-008.46-053.85


EDITORA SCHWARCZ S.A.
Praça Floriano, 19, sala 3001 – Cinelândia
20031-050 – Rio de Janeiro – RJ
Telefone: (21) 3993-7510
www.companhiadasletras.com.br
www.blogdacompanhia.com.br
facebook.com/editorazahar
instagram.com/editorazahar
twitter.com/editorazahar

# Sumário

# Introdução

## Mudança no panorama da meia-idade

Durante a maior parte da história humana, a meia-idade foi praticamente ignorada. Nascimento, juventude, velhice e morte, todos receberam a atenção devida. Mas a meia-idade não apenas foi negligenciada, como nem era considerada uma entidade distinta.

Esse descaso, claro, é compreensível. A vida era brutal e curta; não havia tempo para "metade" alguma. Na Grécia Antiga, já havia certa reverência pela maturidade: os cidadãos não podiam tornar-se membros de um júri antes dos cinquenta anos, por exemplo. Mas a meia-idade dos gregos não chegava nem perto da nossa versão atual. Não que muitos deles atingissem essa etapa tão avançada – para começar, a média da expectativa de vida naquela época era de trinta anos –, mas é que, para as almas afortunadas que tinham vida mais longa, a coisa era mais parecida com escalar um pico elevado, dar uma respirada no ar revigorante da montanha e descer rapidamente para o vale da velhice.

Agora tudo isso mudou. Com o aumento da expectativa de vida – a média no mundo desenvolvido, há apenas um século, era de 47 anos, e agora está em cerca de 78 –, temos um longo período intermediário em que já não corremos atrás de crianças pequenas e ainda não deslizamos pelos corredores em cadeiras de rodas. Com essa mudança, a meia-idade recebeu o reconhecimento merecido. Escreveram-se livros, fizeram-se filmes, publicaram-se estudos.

Todavia, mesmo com essa nova atenção, um aspecto da meia-idade continuou negligenciado: nosso cérebro. Mesmo quando a ciência começou a prestar atenção ao que acontecia com nosso corpo e nossa vida nos anos intermediários, ela não pensou no que se passava dentro da nossa cabeça. A visão dominante era que, durante a meia-idade, o cérebro era, se tanto, simplesmente um cérebro jovem que ia minguando aos poucos.

Agora isso também mudou. Com novos instrumentos, como os aparelhos de neuroimagem, e com a análise genética e os estudos mais sofisticados de longo prazo, o cérebro da meia-idade está finalmente recebendo a atenção que merece. Grande parte dessa nova atenção, para ser franca, é movida pelo medo. Muitos de nós – incluindo os cientistas, eles próprios – vimos nossos pais sofrerem os estragos devastadores da demência. Ficamos assustados.

Alguns anos atrás, quando escrevi um livro sobre o cérebro adolescente, muitas vezes eu era convidada a fazer palestras para o sistema judicial da infância e adolescência ou para grupos escolares. Depois do evento, normalmente eu era levada ao aeroporto pelo organizador. Não raro, tal como eu, essa pessoa estava na meia-idade e, no trajeto de carro, dizia algo mais ou menos assim: "Sabe, você devia escrever um livro sobre o *meu* cérebro; de uma hora para outra, meu cérebro está um horror, não consigo me lembrar de nada. Esqueço aonde estou indo e por quê. E os nomes, os nomes são uma coisa terrível. É assustador."

Eu sorria e balançava a cabeça, concordando e pensando no meu próprio cérebro de meia-idade. *Para onde é* que vão todos os nomes? Será que nos saem voando da cabeça para as árvores? Será que estão saltitando lá no alto, em meio a nuvens interestelares, observando alegremente como nos atrapalhamos? E será que isso *é* o começo de algo realmente terrível?

Não faz muito tempo, a escritora Nora Ephron, que aos 67 anos estava no limite do que se considera a moderna meia-idade, escreveu um ensaio sobre tudo isso intitulado "Quem é você?".

"Eu conheço você", ela escreveu. "Conheço-o bem. É verdade. Sempre tive um probleminha com o seu nome, mas eu sei o seu nome. Só não sei qual ele é neste momento. Estivemos numa grande festa. Trocamos beijinhos ao nos cumprimentarmos... Você já jantou na minha casa. Tentei ler seu último livro... Estou ficando desesperada. É alguma coisa parecida com Larry. É Larry? Não, não é. Jerry? Não, não é... Minha cabeça está pirando..."

Originalmente, eu também tinha essas preocupações. Meu objetivo era descobrir para onde os nomes iam, os Larrys, os Jerrys, os "quem é você". Do ponto de vista da neurociência, eu queria saber se esses nomes ficavam escondidos em algum lugar, num equivalente cerebral do buraco negro do universo no qual desaparecem todos os cartões de bibliotecas, as canetas favoritas e os óculos. Queria descobrir o que dava errado na meia-idade e o que isso significava.

Afinal, há mais do que apenas a memória e os nomes. Na meia-idade, nosso cérebro também tem outros problemas. Hoje em dia, quando estou dirigindo, às vezes levanto os olhos e me dou conta de que não estava prestando a menor atenção à rua, e sim pensando em algo totalmente diferente, como com que tipo de molho vou temperar o peru do Dia de Ação de Graças. A mais ínfima interrupção pode me distrair, fazendo meu cérebro voar do que estava fazendo para outras terras. Um dia desses, quando organizava a mala para uma viagem, passei cinco minutos frustrantes procurando minha escova de dentes, até descobrir que, pouco antes, eu *já tinha* colocado a escova na mala. Depois de guardá-la, eu me distraíra à procura de um suéter e, pronto, todas as ideias referentes a "escova já colocada na mala" foram varridas da minha cabeça.

Seria agradável dizer que esse tipo de coisa raramente acontece. Na verdade, ocorre o tempo todo. E, embora as outras faixas etárias também tenham seus problemas – dificilmente chamaríamos o adolescente médio de um modelo de atenção, por exemplo –, as mudanças do meu cérebro agora parecem ter uma diferença qualitativa. Nas áreas da memória e da concentração, em particular, atingi um ponto crítico de transição – aquele em que agora me descubro, de um modo meio automático, contando com minhas filhas, que estão na casa dos vinte, não só para me lembrarem de coisas que tenho medo de esquecer, mas também para levarem meu pensamento de volta ao ponto de que ele havia partido. Do que *é mesmo* que eu estava falando? Na meia-idade, sabemos que somos diferentes. Sabemos que o cérebro está diferente. O que aconteceu? Para onde foi nossa cabeça? Do ponto de vista da neurociência, será que todos, de pouquinho em pouquinho, vamos perdendo o juízo?

Acabei gastando um tempo considerável à procura dos nomes esquecidos, e vou lhe dizer para onde eles vão e – segundo o pensamento atual, pelo menos – o que tudo isso significa. Também esmiucei os avanços mais recentes da ciência no que concerne à nossa propensão a perder o fio da meada. Nos últimos anos, os cientistas começaram a examinar essa desatenção e a descobrir, de fato, para onde vai o nosso cérebro de meia idade quando sai dos trilhos e se perde.

Ao longo do percurso, entretanto, este livro deu uma guinada no sentido contrário. Não que eu tenha esquecido sobre o que estava escrevendo, mas, ao examinar mais detidamente as últimas descobertas científicas sobre o cérebro na meia-idade, não deparei com más, e sim com boas notícias.

Ocorre que o cérebro na meia-idade tem outra história para contar, uma história que é exatamente o inverso da que eu havia esperado. Trata-se do cérebro da meia-idade que, em certo sentido, todos pusemos no lugar errado. Ao avançarmos aos tropeços pela vida, é mais fácil notarmos as coisas ruins.

Mas, quando a ciência começou a se concentrar em saber exatamente o que acontece, uma nova imagem do cérebro da meia-idade emergiu. E ela é a seguinte: nosso cérebro, nessa faixa etária, é de uma competência e de um talento surpreendentes. Somos mais inteligentes, mais calmos, mais felizes e, como disse certa cientista, também na meia-idade, "simplesmente sabemos das coisas". E não é só uma questão de irmos empilhando dados no cérebro ao longo do caminho. Ao chegarmos à meia-idade, nosso cérebro começa efetivamente a se reorganizar – e passa a agir e pensar de maneira diferente.

No fim, o cérebro que eu não havia esperado encontrar foi aquele sobre o qual tive vontade de escrever: esse cérebro de meia-idade que, ao mesmo tempo que vai se esquecendo do que comeu no café da manhã, ainda é capaz de ir para o trabalho e dirigir um banco multinacional, uma escola ou uma cidade, ou mesmo um país inteiro, e depois voltar para casa e lidar com carros falantes, adolescentes mudos, desastres no mercado financeiro, vizinhos e pais.

Trata-se de um cérebro – um cérebro adulto – que todos presumimos conhecer e tendemos a subestimar. De certo modo, isso é bastante compreensível. À medida que nossa vida se alonga, a meia-idade torna-se um alvo móvel. Ainda há muitas coisas que não estão claras. Recentemente, o colunista William Safire foi muito criticado por um leitor, por ter se referido ao ator Harrison Ford, de 64 anos, como um homem de meia-idade. "Se ele estivesse literalmente na meia-idade, poderia ter a expectativa de viver até os 128 anos", assinalou o leitor. "Ao se descreverem como pessoas de meia-idade, será que os que estão na faixa dos sessenta e até setenta anos não pecam pelo uso de uma matemática um tanto otimista demais?"

A maioria dos pesquisadores situa a moderna meia-idade em algum ponto entre os quarenta e os 68 anos. Mas até isso é meio flexível. À medida que a duração da vida continua a aumentar, qual é o fim e onde fica o meio?

Ao escrever isto, com 56 anos, estou decididamente na meia-idade. Ninguém, nem mesmo eu em meus momentos mais otimistas, me descreveria como jovem. E ninguém, com a possível exceção de minhas filhas, me chamaria de velha.

Portanto, uma mulher de meia-idade. Mas, no começo do século XXI, exatamente o que significa isso? E qual o sentido para o meu cérebro?

Este livro é uma tentativa de responder a essa pergunta.

Nos últimos anos, de fato, os pesquisadores fizeram muitas descobertas sobre o cérebro da meia-idade. Descobriram que – apesar de alguns maus hábitos – ele se encontra no auge, e assim permanece por mais tempo do que qualquer um de nós jamais se atrevera a esperar. Enquanto nos ajuda a ir levando a vida, o cérebro da meia-idade passa por cima da confusão e vai direto ao encontro das soluções, sabe quem e o que ignorar e quando virar para lá ou para cá. Mantém a serenidade; adapta-se. Ocorrem mudanças que nos permitem ter uma imagem mais completa do mundo e até ser extraordinariamente criativos. Na verdade, os dados científicos mais recentes mostram que os déficits graves em importantes funções cerebrais – aquelas que mais importam – só ocorrem no fim da casa dos setenta anos e, em muitos casos, bem depois disso.

E mais, a meia-idade é uma época muito mais importante para o nosso cérebro do que ninguém jamais havia suspeitado. É a ocasião em que os caminhos se apartam. O que fazemos enquanto estamos no Planeta Meia-idade determina como será a próxima parada, o Planeta Velhice. Como me disse um neurocientista, o cérebro, na fase intermediária da vida, está "em transição". O que fazemos tem importância, e até mesmo o que pensamos tem importância.

Ao longo dos anos, fomos treinados a pensar que o corpo e o cérebro envelhecem juntos. Algumas mudanças corporais são inegáveis. Apesar dos meus melhores esforços – as corridas regulares, as voltas dadas nas raias da piscina da ACM, a ioga –, estou nove quilos acima do meu peso em qualquer época anterior. Preciso de lentes corretivas para três distâncias diferentes: para ler, dirigir e escrever no computador. Sem ajuda, meu cabelo é de um cinza-acastanhado indistinto, e meu rosto tem rugas profundas. Às vezes, ao captar um vislumbre de mim mesma no espelho, tenho a impressão, por um breve instante, de estar olhando para minha mãe.

E, ao vermos nossa cabeleira ficar grisalha ou desaparecer por completo, presumimos que haja uma decadência correspondente na parte interna da cabeça. Não é difícil imaginarmos os neurônios ganhando seus próprios matizes de cinza-acastanhado, ressecando ou também desaparecendo por inteiro.

Mas o que de fato acontece revela-se muito mais complexo. E os pesquisadores – de sociólogos a psicólogos e neurocientistas – descobriram que o cérebro da meia-idade não necessariamente age como o resto do corpo, em absoluto.

Então, o que é que sabemos?

O que se sabe da meia-idade, hoje em dia, provém dos resultados de estudos extensos, que começaram a emergir recentemente, sobre como as pessoas de fato levam a vida, e também de pesquisas em laboratórios do mundo inteiro, que vêm dissecando a experiência da meia-idade, neurônio por neurônio.

Nosso cérebro varia muito em termos de quais funções se deterioram e quais mantêm a capacidade, ou até atingem o auge, durante e depois da meia-idade. Partes da nossa memória – certamente aquela que se recorda dos nomes – entram em declínio. Mas, ao mesmo tempo, nossa capacidade de formar juízos exatos sobre pessoas, empregos, finanças – sobre o mundo que nos cerca – aumenta e fica mais forte. Nosso cérebro constrói padrões de ligações, camadas entrelaçadas de conhecimentos que nos permitem reconhecer instantaneamente as semelhanças entre situações e discernir soluções.

E, graças à infância geralmente saudável que tivemos – comparada à das gerações anteriores –, atualmente a maioria dos declínios cognitivos de peso só ocorre nas pessoas de meia-idade muito mais tarde do que acontecia até mesmo na geração de nossos pais. Há também provas de que, como grupo, somos consideravelmente mais inteligentes do que quaisquer grupos de faixa etária similar que tenham vivido antes de nós.

Grande parte do que escrevi aqui é muito novo. Enquanto eu trabalhava no livro, diversas interpretações de alguns resultados ainda estavam sendo acaloradamente debatidas.

Ao ser detidamente examinada, a meia-idade atraiu seus próprios boatos, fantasias e fantasmas. Com a compreensão mais profunda do que de fato acontece, porém, muitos desses fantasmas estão desaparecendo. A crise da meia-idade, por exemplo, essa moeda corrente das conversas de bar, revelou, uma vez submetida a um exame mais rigoroso, ter pouco fundamento na realidade. A síndrome do ninho vazio, outro componente essencial de nossas expectativas sobre a meia-idade, é igualmente rara, se não imaginária.

Na verdade, os cientistas constataram que, para a maioria das pessoas, entrar na meia-idade é uma jornada para tempos mais felizes. Em momentos particularmente difíceis ou tensos, talvez isso não pareça provável, mas, por volta da meia-idade, começamos a ficar mais contentes, e a causa talvez seja o próprio envelhecimento. O positivo supera o negativo na nossa maneira de ver o mundo, em parte porque começamos a usar o cérebro de um modo diferente. Talvez também haja razões evolutivas para isso. Um ser humano de meia-idade, com maior serenidade e alegria, fica mais apto a ajudar os mais jovens que estão sob seus cuidados.

É claro que o cérebro da meia-idade já não é imaculado. Pesquisadores que acompanham meticulosamente o envelhecimento cerebral, tanto em seres humanos quanto em animais, observam um nítido declínio nas substâncias químicas que compõem a nossa função cerebral – os neurotransmissores, como a dopamina, que nos mantêm alertas e em movimento. Há uma redução dos ramos cerebrais, nos quais os neurônios se comunicam. Existem trabalhos novos – novíssimos – que descobriram todo um novo estado cerebral – um modo-padrão. Trata-se de uma espécie de estado de devaneio, como o de um bate-papo sereno e contínuo, no qual nosso cérebro entra mais e mais ao envelhecermos, deixando-nos distraídos, e a confirmação de sua existência é considerada uma das mais importantes descobertas já feitas sobre como o cérebro funciona e envelhece.

E mais, um cientista da Faculdade de Pomona, na Califórnia, documentou criteriosamente o que de fato acontece quando esquecemos nomes, por que isso se inicia na meia-idade, o que pode significar e por que razão, pelo amor de Deus, somos capazes de lembrar que um sujeito trabalha como executivo de um banco, mas não conseguimos lembrar que seu nome é Bob. Existe hoje um consenso de que algumas funções cerebrais simplesmente não se preservam, particularmente a que os cientistas gostam de chamar de velocidade de processamento. Se você pensa que, aos 65 anos, será capaz de acompanhar em todas as áreas o ritmo de uma pessoa de 25 – de desviar o carro com a mesma rapidez para evitar um buraco na rua, ou de se adaptar igualmente depressa a mais um novo sistema de computação no trabalho –, está enganado.

Mas, no final das contas, um nome aqui e ali ou um índice máximo de velocidade cerebral podem não ter tanta importância. Embora ocorram perdas em nosso cérebro, elas não são tão uniformes nem tão drásticas quanto temíamos. Aliás, até a ideia de que o cérebro perde milhões de neurônios ao longo dos anos, sustentada durante muito tempo, foi agora desacreditada. Usando equipamentos de neuroimagem cerebral e observando os cérebros de pessoas reais, envelhecendo em tempo real, os pesquisadores puderam agora demonstrar que as células do cérebro não desaparecem em grande número no processo normal de envelhecimento.

A maioria delas se preserva a longo prazo e, se lhes derem uma pequena chance, poderão estar presentes – intactas e prontas – até oitenta e noventa anos, ou talvez mais.

Os neurocientistas da Universidade da Califórnia em Los Angeles (Ucla), bem como de outras instituições, podem agora observar partes de neurônios – em especial, seu revestimento gorduroso e branco chamado mielina – que continuam a crescer até uma fase avançada da meia-idade. À medida que aumenta, a mielina estabelece conexões que nos ajudam a compreender o que nos cerca. Esse aumento da massa branca, como disse um cientista de Harvard, talvez seja, por si só, a "sabedoria da meia-idade". Há também um novo interesse em definir com exatidão o que é sabedoria. Dizemos sem maior reflexão que alguém é sábio, mas o que isso quer dizer? De que modo esse tipo de coisa é armazenado no cérebro e empregado na vida cotidiana de uma mãe de adolescentes cinquentona, ou de um professor universitário de sessenta anos? Durante muito tempo, também tomamos a experiência como um dado corriqueiro. Mas agora a experiência vem sendo decomposta em suas diferentes partes e estamos aprendendo com precisão de que modo ela altera fisicamente o cérebro, que tipos de experiência o modificam para melhor, e o que significa, de fato, ser um administrador competente, um piloto prudente ou um professor talentoso.

Há também descobertas recentes que mostram que o cérebro da meia-idade, em vez de desistir e ceder, adapta-se. À medida que envelhecemos, ele é mais ativo, não menos, e usa uma parte maior dele mesmo para solucionar problemas. E são as pessoas com o mais alto nível de funcionamento das aptidões cognitivas que aprendem a usar o cérebro dessa maneira. Em alguns casos, como constataram os pesquisadores da Universidade Duke e de outras instituições, as pessoas de meia-idade começam a usar os dois hemisférios cerebrais em vez de um – um recurso chamado bilateralização. Os indivíduos que recrutam – ou aprendem a recrutar – a força de seu poderoso córtex cerebral frontal, em particular, desenvolvem o que os cientistas chamam de "reserva cognitiva", tida como um protetor contra os efeitos do envelhecimento. Esse é o tipo de vigor cerebral que nos ajuda a chegar mais depressa ao ponto central de uma discussão do que os mais jovens – a captar a essência, avaliar a situação e agir de forma judiciosa, em vez de precipitada. Essa reserva cerebral também pode nos ajudar a afastar os primeiros sintomas externos de doenças como o mal de Alzheimer. E há fortes indícios de que uma coisa simples como a educação – ou o trabalho – pode ser a chave para construir essa proteção cerebral para a vida inteira.

A pergunta que isso nos deixa, é claro, é como podemos desenvolver e conservar essa proteção. Se tivermos a sorte de permanecer relativamente saudáveis, poderemos compelir o cérebro a se manter forte depois da meia-idade? Para obter essa resposta, primeiro a ciência precisa desvendar exatamente o que constitui o envelhecimento normal e o que representa desvio da normalidade e doença. Visto que, durante anos, a maioria das pesquisas sobre o envelhecimento foi conduzida sobretudo em asilos para idosos, tivemos uma visão exageradamente negativa do que significa envelhecer. Por muitos anos, até os médicos, em sua maioria, julgaram que a demência era inevitável.

Mas agora sabemos que, embora certamente tenha seus riscos aumentados com a velhice, a demência é uma doença específica. Se mantivermos um caminho normal de envelhecimento, sem grandes enfermidades, nosso cérebro poderá permanecer em condições relativamente boas.

Então, o que precisamos fazer?

Na última parte do livro, examino a ciência do aperfeiçoamento do cérebro, uma área impregnada de grande espalhafato popular. Afinal, o que sabemos realmente sobre a magia de comermos mirtilo ou ingerirmos ômega-3? Os exercícios fazem diferença? E, se fazem, de que tipo, e como?

Na Faculdade de Medicina da Universidade de Boston, o neurocientista Mark Moss vem estudando macacos de meia-idade para descobrir como ocorre o envelhecimento normal e o que pode manter intacto o cérebro dessa fase da vida. Será óleo de peixe? Vinho tinto? Horas de exercício na bicicleta ergométrica? Em outros institutos, há cientistas testando regimes de fome, para saber por que as dietas com baixo nível de calorias parecem prolongar a vida, ou por que as dietas ruins, com alto teor de gordura e de açúcar, são prejudiciais. Um pesquisador sênior dos Institutos Nacionais de Saúde, por exemplo, vem limitando drasticamente sua própria ingestão calórica desde quando cursava a pós-graduação, para ver se poderá manter sua vitalidade cerebral, evitar doenças, alongar a vida – e descobrir como prolongar a nossa também. Estudos mais recentes têm indagado o que há na obesidade ou na pressão alta que é capaz de aumentar os riscos da demência. Muito além de apenas sugerir que uma taça de vinho ou um cacho de mirtilos fazem bem, os pesquisadores estão examinando a composição química de certos alimentos. Será que é a cor escura da casca da fruta que ajuda nossas células a continuarem saudáveis? Serão os antioxidantes? Quantas taças de vinho temos que tomar, afinal? Será possível descobrir um comprimido que funcione no lugar delas?

Uma das maneiras de avaliar a que ponto um dado grupo de cientistas se empolga com o potencial do seu campo é seguir o dinheiro. E hoje realmente existe dinheiro pesado por trás de várias ideias sobre como prolongar a vida útil de nossos neurônios. Agora que a ciência sabe que não perdemos milhões dessas células ao envelhecer, de repente parece plausível que, se olharmos com bastante atenção, descubramos maneiras mais fáceis de manter nossas células cerebrais em boa forma. Fala-se cada vez mais em alvos "sensíveis a fármacos", de modo a ajudar o cérebro ao longo do envelhecimento, e alguns respeitáveis cientistas criaram suas próprias empresas, na esperança de que, uma vez descoberto o alvo, seja possível ganhar dinheiro com isso. Com efeito, uma excelente pesquisadora que conheço disse que a maior mudança vista por ela nos últimos anos foi que, hoje em dia, cientistas legítimos estão falando sem pudor em possíveis "intervenções" cerebrais, entre as quais se incluem drogas que talvez estejam ao alcance da mão.

Para muitos estudiosos que desenvolvem trabalhos sobre o envelhecimento do cérebro, essa nova cultura da possibilidade é uma surpresa. Por outro lado, ao nos observarmos envelhecer, também temos constatado que precisamos reconsiderar nossa maneira de pensar sobre nosso próprio cérebro – e sobre nossa vida – ao entrarmos e atravessarmos a meia-idade.

Num ensaio de 2007, a escritora Ann Patchett externou sua surpresa com os talentos em evolução que descobriu em seu cérebro, ao se aproximar da meia-idade. Enquanto sua pele ia ficando flácida, Patchett percebeu que sua mente estava amadurecendo.

"Recentemente, eu estava mexendo em uns arquivos de fotografias quando encontrei as provas de uma sessão de fotos que eu tinha feito em 1996", escreveu ela. "Eu tinha 32 anos e estava bonita. Realmente bonita, quero dizer: olhos límpidos, queixo bem delineado, e, de modo geral, esguia e segura ...

"Olhando essas fotos agora... fiquei impressionada com o fato de, apesar de me dedicar à ioga, e de me alimentar bem e ter horas e mais horas de repouso, e de tomar vitaminas e fazer todas as outras coisas que se deve fazer para manter a luminosa beleza da juventude, eu tinha uma aparência muito melhor onze anos atrás."

Mas: "Também me impressionou o fato de que agora sou mais inteligente. É como se a minha mente fosse uma conta bancária, e todo investimento que faço parece crescer com uma taxa de juros regular. Espero que ela continue presente para me fazer companhia quando eu envelhecer, e que permaneça curiosa e ágil. Tenho trabalhado nisso com afinco. E adoro esse trabalho."

Enquanto escrevia este livro, também comecei a ver meu cérebro com um novo respeito.

Se de fato a gente reserva um momento para observar o que faz um cérebro de meia-idade – e o faz facilmente –, isso pode nos surpreender. Mas é também reconfortante. Inúmeras vezes, quando eu dizia a outras pessoas que estava escrevendo um livro sobre o cérebro na meia-idade, todas as que eram dessa faixa etária falavam coisas do tipo "Bem, você sabe, agora eu sou um professor melhor", ou então, "Ah, bem, é verdade, agora eu sou melhor na criação dos meus filhos". É certo que, durante a meia-idade, acontecem-nos muitas coisas e temos uma profusão de outras na cabeça. Porém muitos dos que estão nessa idade me disseram que, em vez de se sentirem assoberbados, eles ficam, em certo nível, muito orgulhosos do que conseguem realizar. Uma amiga de sessenta anos formulou essa ideia de outra maneira: "O meu cérebro parece um desses mirtilos que as pessoas vivem nos falando para comer. Você sabe: finalmente maduro, pronto e íntegro."

E isso nos deixa com uma última pergunta, e talvez a mais importante: se de fato o nosso cérebro conserva sua força – e se descobrirmos métodos para preservá-la –, o que faremos com ele?

As aparências externas e as previsões de prazos da nossa vida estão deploravelmente obsoletas – foram criadas para expectativas de vida de muito tempo atrás, quando era esperável que, ao chegarmos à meia-idade, nós nos recolhêssemos a uma vida sossegada e desistíssemos de tudo. Mas se, como indicam as tendências, muitos de nós conseguirmos viver até os oitenta e tantos, noventa e tantos anos, e se conseguirmos manter o cérebro intacto durante esse período, o que faremos?

O mundo foi preparado para tratar o cérebro da meia-idade não como maduro, pronto e íntegro, mas como diminuído, em declínio e deprimido. Estipulamos idades de aposentadoria obrigatória que pouco têm a ver com nossa vida atual. Dizemos a professores, advogados, escritores e executivos que eles estão velhos demais para trabalhar, e os mandamos para casa – para fazer o quê?

PARTE I

# Os detentores do poder

# 1. Estou perdendo o juízo?

## Às vezes, mas os ganhos superam as perdas

EU ESTAVA PARADA NO PORÃO DE CASA.

Tinha descido para buscar alguma coisa. A pergunta era: o quê?

Olhei em volta, tentando refrescar a memória. Contemplei as prateleiras em que guardo panelas e frigideiras. Seria a travessa de massas? De repente, minha cabeça estava inexplicavelmente vazia.

Fitei minhas mãos. Talvez, se olhasse para elas por tempo suficiente, alguma imagem me viesse à cabeça, alguma pista do que eu fora buscar no porão para colocar nessas mãos.

Era de enlouquecer.

Pensei em subir e recomeçar, voltando à cozinha para avaliar a situação e descobrir o que faltava, como num jogo dos sete erros em que, depois de olhar para um desenho, você olha para um segundo desenho e tenta descobrir o que foi retirado do primeiro – uma árvore com um galho a menos, ou um homem que já não está de chapéu.

Eu não queria voltar a subir. Aquilo era ridículo. Tornei a olhar para as prateleiras. Lâmpadas?

Nada. Neca. Bulhufas.

Desisti e subi de novo. Examinei a cozinha.

E então o vi – o suporte do papel-toalha, vazio.

Aarrgh!

Virei-me e tornei a descer a escada do porão, dessa vez repetindo comigo mesma, uma vez depois da outra:

– Papel-toalha, papel-toalha, papel-toalha, papel-toalha.

Ah!, o cérebro da meia-idade! Pode ser um lugar ruim para se estar.

Meu pior exemplo mais recente foi o dia em que tentei – com afinco – comprar um livro para um grupo de leitura do qual faço parte. Entrei na internet e encomendei criteriosamente *O alquimista*, de Paulo Coelho. Depois, passada uma semana, tive um momento de folga no trabalho e pensei: Ah, preciso encomendar aquele livro para o grupo de leitura. Entrei na internet e digitei com todo o cuidado um pedido de *O alquimista* – de novo.

Então, dias depois, quando eu dava uma corrida no parque, tocou um sininho distante na minha cabeça e pensei: acho que encomendei o livro errado. Em casa, verifiquei meus e-mails e, dito e feito, havíamos combinado ler *O arquivista*, de Martha Cooley.

Eu tinha encomendado o livro errado – duas vezes.

E esse não foi o fim do episódio. Mais tarde, na mesma semana, eu estava conversando com uma colega do grupo de leitura, uma neurologista que, depois de ouvir minha história constrangedora, começou a rir. Ocorre que ela havia passado na biblioteca para buscar o livro do grupo de leitura e, com o mesmo cuidado, voltara para casa com um exemplar de *O alienista*, de Caleb Carr.

Portanto, é isso. Dois cérebros de meia-idade, três livros errados.

* * *

E ISSO É SÓ O COMEÇO.

Uma conhecida minha, de 53 anos, diz que agora acorda sem saber direito que dia é. Outro amigo, também de cinquenta e poucos anos, apanha-se orientando os filhos e ouvindo deles que tinha dado os mesmos conselhos poucas horas antes.

– Eles me dizem: "Pai, você falou isso conosco hoje de manhã, não se lembra?"

Bem, ele não se lembra. E se pergunta o que significa isso. Talvez esteja apenas ocupado demais com o trabalho e os filhos. Provavelmente os filhos só estejam sendo implicantes, pregando peças irritantes e infantis.

E pode ser – o que não é uma ideia nada boa – que ele esteja perdendo a capacidade mental.

Todos nos preocupamos com o envelhecimento. Todos nos afligimos com as doenças. Mas o que realmente nos preocupa é perder o juízo. Será que vamos esquecer de amarrar os sapatos ou de fechar a braguilha? Será que nos atrapalharemos com as palavras ou cairemos de cara na sopa? Estará nosso cérebro num declínio inevitável?

Quando cheguei à meia-idade, aterrissando despreparada no nebuloso planeta das chaves perdidas e dos pensamentos extraviados, pareceu-me que sim, infelizmente. Mas então notei outra coisa. No trabalho, em casa, na companhia de amigos, eu vivia cercada de pessoas que sabiam o que estavam fazendo. Eram pessoas também em plena meia-idade, as quais, apesar de não recordarem o nome do restaurante em que haviam acabado de comer, ou do livro que tinham lido pouco antes, estruturavam acordos complexos entre empresas de petróleo de diferentes continentes e, ao chegarem em casa, preparavam *coquilles St. Jacques*. Eram pessoas capazes de escrever um e-mail para uma filha insatisfeita na faculdade, discriminar despesas e participar de uma teleconferência com colegas de Washington, tudo ao mesmo tempo.

Tomemos a Lynn, como exemplo. Mulher competente de cinquenta e poucos anos, ela criou dois filhos e administrou uma carreira competitiva e criativa nos últimos trinta anos. Há momentos em que se sente irremediavelmente confusa, esquecendo em que lavanderia deixou a roupa a ser lavada a seco, ou se telefonou para o dentista. Noutros momentos, como me disse, sente-se "capaz de fazer qualquer coisa":

– Acho que estou ficando mais velha e, é claro, dá para perceber. Mas, quando penso bem nisso, também me sinto incrivelmente capaz.

Um editor de livros que passou pouco dos cinquenta falou-me de uma sensação confusa similar. Num almoço recente, ele me disse:

– Sabe, quando a minha filha começou a ter aulas de piano, resolvi estudar junto com ela. Puxa, é difícil vê-la aprender muito mais depressa do que eu. Fico lá sentado, olhando, e penso com meus botões: o que houve com meu cérebro?

Mas ele prosseguiu:

– Só que é estranho. Tenho de dizer que também me sinto muito mais inteligente hoje em dia. Sei o que faço no trabalho. Nada parece me perturbar. Eu me sinto competente de verdade.

Não faz muito tempo, quando eu disse a um dos editores do meu jornal que planejava escrever sobre o cérebro na meia-idade, ele riu, pensando em seus próprios talentos aos 58 anos:

– Caramba, o cérebro na meia-idade! Está aí um assunto realmente interessante, porque às vezes parece não ter mesmo sobrado muita coisa na cachola. Sabe como é, as sinapses já não fazem contato como antigamente.

Então, quando baixei os olhos para a escrivaninha dele, lá estava um mapa complicado, cheio de quadradinhos, setas e círculos. Seu cérebro de meia-idade, com as sinapses que não fazem contato, tinha-se encarregado do que era, na ocasião, o mais complexo problema enfrentado pela empresa: como integrar as novas operações na internet à antiga infraestrutura de impressão. Ele havia assumido essa tarefa em meio a suas outras funções, tais como arranjar dinheiro para a cobertura contínua feita pelo jornal em Bagdá. Sem se deixar intimidar, vinha enfrentando esse problema espinhoso com um pé nas costas, como se costuma dizer. E ainda mencionou na conversa, de passagem, que tinha acabado de ajudar a planejar o casamento de duas de suas filhas, o que dificilmente seria uma tarefa para um cérebro à beira da extinção, pensei.

Pouco tempo depois, fui jantar com outra amiga, Connie, agora com sessenta e poucos anos e trabalhando como editora. Ela também vive a mil – uma filha na universidade, a mãe recém-falecida, após uma doença prolongada, um livro em processo de escrita e batalhas recentes na família com duas doenças graves. Enquanto tomávamos nosso vinho tinto, conversamos sobre como iam os nossos cérebros de meia-idade. Connie tinha algumas preocupações. Moveu as mãos à frente do rosto, como uma cortina que se fechasse, para ilustrar o que às vezes lhe acontece atualmente, quando "episódios inteiros" do seu dia parecem sumir de seus neurônios. Às vezes ela também tem que se interromper, quando começa, por exemplo, a pôr as bananas no lugar onde se joga a roupa suja. Mesmo assim, quando lhe perguntei se ela também se sentia mais antenada em outras áreas, seu rosto se iluminou:

– Acho que eu não dou muita atenção a isso. Hoje em dia, quase sempre é como se eu simplesmente enxergasse as soluções. Elas saltam na minha cabeça. É uma loucura. Às vezes, como num passe de mágica, eu sou brilhante.

Consideremos também Frank. Aos 55 anos, ele inventou um joguinho para ajudar o cérebro. Quando não consegue se lembrar do nome de pessoas que acabou de conhecer, ou que conhece há anos – uma situação que acontece com maior frequência –, ele percorre rapidamente o alfabeto, procurando combinar as letras com nomes, para refrescar a memória:

– Você sabe, *A*, será que é Adam? Não, então, *B*, de Bob. Sim, é isso, Bob Smith. É assim que eu faço.

Enquanto aprimora o cérebro com o uso de truques, Frank também constata que, em outros aspectos muito mais importantes, seu cérebro está funcionando melhor do que nunca. Como principal executivo financeiro de uma organização sem fins lucrativos em Nova York, ele passa os dias às voltas com um emaranhado de problemas administrativos. E, com o passar dos anos, constata que esses desafios vão ficando mais fáceis, não mais difíceis. É comum ele se reunir com outro diretor para trocar ideias sobre como avaliar e solucionar um problema.

Os dois são administradores há anos e, com todo esse tempo de experiência gravado no cérebro, falam uma espécie de linguagem telegráfica: "Ora, você sabe que ele é do tipo que... e sabe que nós devíamos mesmo passar aquilo para lá..." É frequente os dois concluírem as frases um do outro, numa linguagem que, segundo Frank, pessoas mais jovens, com menos experiência no cérebro, simplesmente não entenderiam:

– Nós nos compreendemos, porém o mais importante é que, quando conversamos, chegamos a algum lugar. Realmente resolvemos problemas. Hoje em dia, quando as situações surgem, tenho uma biblioteca inteira de experiências a que recorrer para descobrir o que fazer. ... Acho que você chamaria isso de... de quê: expertise?

## A ciência muda de ideia

Com efeito, embora a vitalidade do cérebro da meia-idade possa surpreender muitos de nós, ela já não é surpresa para a ciência. Após anos de convicção de que o cérebro simplesmente começava a decair ao envelhecer, uma imagem mais matizada começou a surgir. Enquanto muitos de nós simplesmente atribuiríamos a vivência de Frank à experiência e deixaríamos a coisa nesse pé, os neurocientistas – talvez o grupo mais cético que há por aí – descobriram que, na meia-idade, o cérebro tem uma identidade própria e talentos surpreendentes. A experiência – e a expertise – literalmente modificam o cérebro.

Na meia-idade, o cérebro já desenvolveu sistemas potentes, que penetram nos aspectos intricados de problemas complexos e, tal como Frank, encontra respostas concretas. Ele lida mais calmamente com as emoções e as informações. É mais ágil, mais flexível, até mais animado. Munidos de aparelhos de neuroimagem capazes de esquadrinhar o cérebro em processo de envelhecimento, os neurocientistas descobrem um talento executivo e, o que é ainda mais animador, o que chamam de expertise cognitiva.

Analisando estudos longitudinais de pessoas que foram envelhecendo, os psicólogos começam a se dar conta de que a imagem da meia-idade que tivemos durante muito tempo era incompleta e enganosa. Uma nova série de estudos fascinantes sugere que talvez seja a própria natureza da forma de envelhecimento do cérebro que nos dá uma perspectiva mais ampla do mundo, uma capacidade de discernir padrões, ligar os pontos, e até de sermos mais criativos.

É claro que há ocasiões em que faltam alguns pedaços nos padrões que vemos.

Numa dessas últimas manhãs, eu me apanhei gritando (educadamente) para meu marido:

– Pensei que você tivesse comprado leite – disse, examinando a geladeira enquanto ele se vestia no quarto.

– Eu comprei.

– Mas não está aqui – rebati, olhando para as prateleiras da geladeira, onde de fato não havia leite.

Isso fez Richard ir até a cozinha, para ver com os próprios olhos.

– Ora, está bem ali – disse ele, apontando para a caixa de leite numa bancada atrás de mim. – Você acabou de pôr leite no seu cereal.

Pois é. Na verdade, eu tinha ido à geladeira, apanhado a caixa de leite e posto um pouco no meu cereal. Então, depois de me ocupar com outra atividade – fazer chá –, eu me distraíra e a imagem do leite em cima da bancada havia desaparecido da minha mente.

E essas dificuldades não são imaginárias. O cérebro da meia-idade não está a salvo de danos. Desenvolvemos estratégias, como o jogo de Frank para descobrir os nomes das pessoas, porque, com efeito, temos mais dificuldade com a recuperação de nomes, particularmente os das pessoas que passamos algum tempo sem ver. As conexões que ligam rostos a nomes se enfraquecem com o tempo. Nosso cérebro também fica um pouco mais lento. Por exemplo, quando jogadores de xadrez competem numa partida que depende da velocidade – digamos, recebem um limite de alguns minutos para mover uma peça –, os mais jovens sempre derrotam os mais velhos. Nos estudos com aparelhos de neuroimagem, os cientistas podem observar o cérebro da meia-idade perdendo a concentração e começando a vagar a esmo.

Durante muitos anos, uma das grandes linhas de pensamento dizia que o cérebro se distrai mais facilmente com a idade pelo simples fato de que esta traz inúmeras distrações. Ainda hoje escuto essa explicação, por parte de algumas pessoas que insistem em que uma coisa pode escapar a seu cérebro, aqui e ali, simplesmente por ele estar com os circuitos sobrecarregados.

– Detesto quando dizem que fizeram uma coisa de velho – comentou uma conhecida minha, de sessenta e poucos anos. – Na minha idade, as pessoas perdem as chaves e acham que é porque o cérebro está envelhecendo. Mas inúmeros adolescentes perdem as chaves e, quando isso acontece, bem, eles apenas dizem que perderam as chaves.

Essas explicações são sedutoras e têm uma parcela de verdade. Na meia-idade, solicitamos muito dos nossos neurônios – reaprendemos geometria, para ajudar nossos adolescentes no dever de casa, descobrimo-nos na função de administradores de ambulatórios, quando nossos pais adoecem, destrinçamos vaidades e interesses rivais no trabalho, deciframos as letrinhas miúdas nos formulários de solicitação de refinanciamento, e tudo isso mais ou menos na mesma ocasião em que começamos a nos preocupar *de verdade* com todo um leque de acontecimentos em escala ainda maior: os ursos polares desaparecerão por completo com o aquecimento global? O Paquistão usará a bomba nuclear? Devemos negociar com o Irã?

Ainda recentemente, até mesmo muitos cientistas achavam que o problema *era* a sobrecarga de informações. Temos muito que fazer e, simplesmente, somos solicitados demais e ficamos assoberbados. Com tudo o que corre para lá e para cá pelos nossos neurônios, não é de admirar que percamos a concentração.

Mas essas explicações já não são consideradas suficientes. Nos últimos anos, a ciência olhou com mais seriedade para o cérebro da meia-idade e descobriu que, em algumas áreas, os declínios são reais.

Na verdade, também sabemos disso. Uma amiga minha, de 55 anos, me disse que hoje luta com seu cérebro todos os dias:

– Antigamente eu conseguia tomar notas mentais de tudo. Era organizada para valer e trazia tudo na cabeça: o que tinha de fazer no trabalho, ou com meus filhos. Agora, sou obrigada a escrever tudo, e mesmo assim me confundo. Fico procurando os óculos quando eles estão na minha cabeça... esse tipo de coisa acontece o dia inteiro. Às vezes, simplesmente tenho a sensação de que meu cérebro já era.

Na meia-idade, todos temos histórias – e preocupações – parecidas. Mas as pesquisas científicas mais recentes são tranquilizadoras. É verdade que as primeiras alterações causadas por doenças degenerativas, como o mal de Alzheimer, frequentemente começam muito mais cedo do que supúnhamos. Mas agora os pesquisadores começaram a distinguir as diferenças entre os primeiros sinais de demência e o processo normal de envelhecimento. E a maioria de nós, embora carregada de um nível comum de confusões da meia-idade, é, a rigor, bastante normal.

Mais ainda, somos muito inteligentes. E, num certo nível – se pararmos para pensar –, também sabemos disso. Por exemplo, minha amiga que reclamou de travar uma batalha com o cérebro todos os dias foi recentemente promovida para um cargo de alto nível, que envolve um exame rigoroso de minúcias. E, apesar de seu cérebro de meia-idade – ou talvez *por causa* do seu cérebro de meia-idade –, ela já está lidando facilmente com esse trabalho. Sabe a que prestar atenção e o que ignorar. Sabe como ir do ponto A ao ponto B. Ela sabe o que faz.

⋆ ⋆ ⋆

O cérebro da meia-idade é uma contradição. Algumas partes funcionam melhor do que outras. Entretanto, talvez mais do que em qualquer outra faixa etária, na meia-idade o cérebro é mais do que a soma de suas partes.

De fato, como veremos, hoje os estudos longitudinais fornecem provas de que, apesar de um passo em falso aqui e ali, nossas aptidões cognitivas continuam a crescer. Pela primeira vez, os pesquisadores estão esmiuçando qualidades como o discernimento e a sabedoria e descobrindo como e por que elas se desenvolvem. Os neurocientistas vêm destacando que nossos neurônios – e mesmo os genes que os regem – se adaptam e até se aprimoram com a idade.

– Pelo que sabemos agora – declarou Laura Carstensen, diretora do Centro Stanford sobre a Longevidade, na Universidade Stanford, e um dos expoentes das novas pesquisas –, eu teria que dizer que o cérebro da meia-idade é absolutamente fascinante.

Recentemente, uma amiga que é poeta me disse achar que não poderia escrever a poesia que escreve atualmente antes de chegar à metade da casa dos cinquenta – antes de seu cérebro atingir sua idade fascinante.

– É como se todas as peças precisassem se encaixar – disse-me. – Só agora é que meu cérebro dá a impressão de estar pronto. Consigo ver como o mundo se encaixa, e fazer poesia com isso.

# 2. O melhor cérebro da nossa vida

## Um pouco mais lento, porém muito melhor

Eis um pequeno teste. Olhe para a seguinte lista:

Janeiro fevereiro março abril janeiro fevereiro março maio janeiro fevereiro março junho janeiro fevereiro março...

Qual seria a palavra seguinte?

Entendeu? Bem, e que tal este:

Janeiro fevereiro quarta-feira março abril quarta-feira maio junho quarta-feira julho agosto quarta-feira...

Qual seria a próxima palavra?

Agora, experimente com números. Olhe para esta série:

1 4 3 2 5 4 3 6 5

Qual seria o número seguinte?

Você descobriu todas as respostas?

Esses são exemplos de perguntas que medem a lógica e o raciocínio básicos. As respostas, pela ordem, são: julho, setembro e, quanto à sequência numérica, o número seguinte seria 4 (e depois 76. A série é assim: 1-43 2-54 3-65 4-76 etc.).

Problemas como esses avaliam nossa capacidade de reconhecer padrões e são rotineiramente empregados pelos cientistas para verificar como andam nossos processos cognitivos – ou de pensamento. E, se você está na meia-idade e resolveu todos, pode se orgulhar – seu cérebro está funcionando perfeitamente.

Com efeito, apesar de crenças contrárias, sustentadas durante um longo tempo, há provas crescentes de que, na meia-idade, podemos ser mais inteligentes do que éramos na casa dos vinte anos.

Como é possível? Como podemos ser mais inteligentes *e* pôr as bananas na roupa suja? Como podemos ser mais inteligentes e, ainda assim, ao chegar à loja de ferragens, não conseguir lembrar o que fomos fazer lá, para começo de conversa? Ser mais inteligentes e, apesar de nossos maiores esforços para nos concentrarmos em uma coisa de cada vez, descobrir que nosso cérebro quica de um lado para outro feito bolas de bilhar?

Para começarmos a entender como isso é possível, não podemos conversar com ninguém melhor do que Sherry Willis. Psicóloga da Universidade Estadual da Pensilvânia, Willis e o marido, K. Warner Schaie, dirigem um dos maiores, mais longos e mais respeitados estudos sobre a longevidade – o Estudo Longitudinal de Seattle, iniciado em 1956, que vem acompanhando sistematicamente a capacidade mental de 6 mil pessoas há mais de quarenta anos. Os participantes do estudo, aleatoriamente escolhidos numa organização de assistência à saúde em Seattle, são todos adultos saudáveis, igualmente divididos entre homens e mulheres, têm ocupações variáveis e estão entre os vinte e os noventa anos de idade. A cada sete anos, a equipe da universidade refaz testes com cada um deles para verificar como se encontram.

O importante nesse estudo é ele ser longitudinal, o que significa que estuda as *mesmas* pessoas ao longo do tempo. Durante muitos anos, os pesquisadores só dispuseram de informações provenientes de estudos transversais da longevidade humana, que pesquisam pessoas diferentes num corte temporal, em busca de padrões. A maioria dos estudos longitudinais, considerados o padrão de referência de qualquer análise científica, só foi iniciada na década de 1950, e só agora começa a produzir informações sólidas. E eles mostram que estivemos redondamente enganados a respeito do cérebro humano.

Por exemplo, os primeiros grandes resultados do estudo de Seattle, liberados há poucos anos, constataram que, em média, os participantes funcionaram melhor nos testes cognitivos na meia-idade do que em qualquer outra época em que foram avaliados.

As aptidões medidas por Willis e seus colaboradores incluem o vocabulário (quantas palavras a pessoa é capaz de reconhecer, encontrando sinônimos para elas), a memória verbal (quantas palavras o indivíduo é capaz de lembrar), a habilidade numérica (a rapidez com que a pessoa faz operações de multiplicação, divisão, subtração e adição), a orientação espacial (com que acuidade o sujeito é capaz de dizer qual seria a aparência de um objeto submetido a uma rotação de 180 graus), a velocidade de percepção (com que rapidez a pessoa consegue apertar um botão ao ver uma seta verde) e o raciocínio indutivo (até que ponto o sujeito consegue solucionar problemas lógicos semelhantes aos mencionados há pouco). Embora não sejam perfeitos, esses testes dão uma boa indicação de como nos saímos em certas tarefas do cotidiano, desde decifrar um formulário de seguro até planejar uma cerimônia de casamento.

E o que os pesquisadores descobriram é espantoso. Durante a faixa de tempo que constitui a moderna meia-idade – aproximadamente dos quarenta anos até o final da casa dos sessenta –, os sujeitos do estudo saíram-se melhor nos testes das aptidões cognitivas mais importantes e complexas do que o mesmo grupo de pessoas quando estava na casa dos vinte anos. Em quatro das seis categorias testadas – vocabulário, memória verbal, orientação espacial e, talvez a mais animadora de todas, raciocínio indutivo –, eles obtiveram os melhores resultados, em média, entre os quarenta e os 65 anos.

"O mais alto nível de funcionamento em quatro das seis aptidões mentais consideradas ocorre na faixa intermediária da vida", relatou Willis em seu livro *Life in the Middle* [A vida no meio]; "em homens e mulheres, o auge do desempenho é atingido na meia-idade.

"Ao contrário das visões estereotipadas a respeito da inteligência e das teorias ingênuas de muitos leigos instruídos, a faixa etária do adulto jovem não é o período de desenvolvimento em que se atinge o pico do funcionamento cognitivo, no que concerne a muitas das aptidões cognitivas de ordem superior. Em quatro das seis aptidões estudadas, os indivíduos de meia-idade estão funcionando num nível superior ao que apresentavam aos 25 anos."

Ao tomar conhecimento disso pela primeira vez, fiquei surpresa. Depois de investigar os dados científicos sobre o cérebro adolescente, eu sabia que nosso cérebro continua a se modificar e a se aperfeiçoar até os 25 anos de idade. Muitos cientistas pararam por aí, acreditando que, embora o cérebro passasse por reformas em larga escala durante a adolescência, isso era mais ou menos tudo que havia. Também eu supunha que, ao ingressar na meia-idade, o cérebro se consolidava e se mantinha estável, quando muito – e o mais provável era que, se passasse por alguma grande mudança, ela seria ladeira abaixo.

Depois de conversar com Willis uma tarde, fui jantar com amigos e não resisti a falar do que continuava girando na minha cabeça.

– Vocês sabiam – perguntei ao grupo, entre vinhos e massas – que o nosso cérebro é melhor, *melhor* do que era quando tínhamos vinte anos?

A reação foi rápida:

– Você está doida – disse um de meus companheiros de jantar, Bill, de 52 anos, um engenheiro civil que é dono de uma empresa de consultoria. – Isso simplesmente não é verdade. Meu cérebro *não é* nem um pouco tão bom quanto na época dos meus vinte e poucos anos, nem de longe. Não tem a mesma rapidez; é mais difícil resolver problemas realmente complicados. Ora, vamos, se eu tentasse cursar a faculdade de engenharia de Stanford agora, estaria frito. *Frito!*

Bill não está errado. Nosso cérebro realmente funciona mais devagar, de acordo com certas medidas. É mais fácil nos distrairmos e, às vezes, achamos mais cansativo lidar com novos problemas difíceis, para não falar em nossa incapacidade de lembrar o que fomos pegar no porão.

Bill não tem mais que frequentar a universidade, mas, até em seu trabalho ele compara seu cérebro atual com o mais jovem e só enxerga as deficiências. Porém *não vê* que seu cérebro é muito mais talentoso do que ele reconhece. Se você examinar os dados da pesquisa de Willis, verá que os resultados em números de quatro áreas cruciais – lógica, vocabulário, memória verbal e aptidões espaciais – encontram-se num plano mais alto na meia-idade do que jamais atingiram, nessas mesmas aptidões, quando os sujeitos do estudo estavam na casa dos vinte anos. (Há também algumas diferenças interessantes de gênero. O pico de desempenho, em média, foi atingido um pouco mais cedo nos homens, que chegaram ao auge no fim da casa dos cinquenta. Os homens também tenderam a manter por um período um pouco mais longo a velocidade de processamento e, de modo geral, a se saírem melhor nos testes espaciais. As mulheres, por outro lado, obtiveram pontuações sistematicamente melhores que as dos homens na memória verbal e no vocabulário, e seus escores continuaram a subir até o fim da casa dos sessenta anos.)

## A equiparação entre idade e perda

Então, por que não sabemos disso? Por que Bill, junto com tantos de nós na meia-idade, é devorado pela sensação de que, em matéria de cérebro, simplesmente somos menos do que já fomos? Em parte, isso é sistematicamente martelado por nossa cultura, decidida a retratar o envelhecimento como uma simples sucessão de perdas, uma após outra. Em parte se deve a que, durante anos, os que se dedicam à ciência do envelhecimento estudaram apenas indivíduos internados em asilos, que dificilmente seriam o centro do raciocínio indutivo de alta potência. Os pesquisadores simplesmente passaram por cima do ponto intermediário.

Mas o nosso cérebro também não ajuda. O cérebro foi feito para detectar diferenças, identificar anomalias, achar o desfiado no tapete, a cobra no gramado. Por isso, também notamos mudanças em nosso cérebro, mas as diferenças que registramos referem-se, muito provavelmente, ao cérebro de poucos anos atrás, e não ao que tínhamos há 25 anos. E, ao notarmos ligeiras mudanças, o que certamente é possível, convencemo-nos de que ele vem descrevendo uma trajetória descendente desde os tempos da pós-graduação.

Em outras palavras, enxergamos os defeitos minúsculos no tapete, mas não notamos o processo gradativo e mais sutil que, ao longo dos anos, construiu trabalhosamente o nosso cérebro, transformando-o numa força assombrosa e de alto nível de funcionamento – um cômodo reformado.

No estudo de Seattle, as pessoas entre 53 e sessenta anos, apesar de ainda se encontrarem num nível superior ao que tinham na casa dos vinte, apresentaram "alguns declínios modestos" em comparação com o período anterior de sete anos. Essa diferença dos anos anteriores em algumas aptidões mentais, por menor que seja, é a que notamos. Mas ela é uma ilusão.

"A percepção que o indivíduo de meia-idade tem de seu funcionamento intelectual pode ser mais pessimista do que sugeririam os dados longitudinais", diz Willis. "As comparações tendem mais a ser feitas sobre intervalos mais curtos. O indivíduo pode ter uma percepção mais vívida ou exata dele mesmo há sete anos do que há vinte."

Em suma, é muito provável que Bill, aos 52 anos, estivesse pensando numa ligeira piora de seu cérebro, em pequenos detalhes, em relação aos 45 – e não em relação aos 25 anos –, quando avaliou quanto julgava sair-se mal agora. O resultado é que, como a maioria de nós, ele tem aguda consciência das falhas e desconhece inteiramente o elevado nível geral de aptidões de seu cérebro de meia-idade.

– Seu amigo Bill não percebe quão bem está se saindo porque é um peixe na água, e não consegue perceber como essa água é boa – disse Neil Charness, psicólogo da Universidade Estadual da Flórida e especialista nessa área de pesquisa.

## "Mais e mais inteligentes" a cada geração

Naturalmente, Bill não é o único peixe nessa massa de água em particular.

– Durante muito tempo, pensamos que o pico se situava na fase do adulto jovem – disse-me Willis. – Achávamos que o físico e o cognitivo caminhavam de mãos dadas e, em parte por essa razão, canalizávamos nossos recursos educacionais para essa faixa etária, supondo ser ela a época em que mais podemos nos beneficiar desses recursos. Mas lembre-se de como tudo isso é novo. Nunca tivemos essa meia-idade prolongada, na qual fazemos tantas coisas. E estamos sempre descobrindo novos dados sobre esse novo período da vida.

De fato, algumas pesquisas mais recentes começaram a decompor o envelhecimento em segmentos mais distintos, para efeito de exames. Já não se trata apenas de jovem *versus* velho. Agora estamos examinando ainda mais de perto os anos intermediários, inclusive separando-os em segmentos menores, para ver como o cérebro atual se compara com os de décadas anteriores.

Por exemplo, um estudo feito por Elizabeth Zelinski, na Universidade da Califórnia do Sul, comparou pessoas que hoje têm 74 anos com aquelas que tinham essa mesma idade dezesseis anos atrás. Ela constatou que a safra atual saiu-se muito melhor em toda uma gama de testes mentais. Na verdade, seus escores se aproximaram mais dos obtidos por indivíduos quinze anos mais jovens em testes anteriores, resultados estes que, como assinalou Zelinski, têm "implicações muito interessantes para o futuro, sobretudo em termos de emprego".

Há também uma animadora tendência de queda nas medidas gerais de deterioração cognitiva nos indivíduos, aquele tipo de esquecimento brando que pode atormentar o cérebro ao envelhecer. Um estudo recente, feito por pesquisadores da Universidade de Michigan, constatou que a prevalência desse tipo de deterioração discreta em pessoas de setenta anos ou mais teve uma redução de 3,5 pontos percentuais entre 1993 e 2002, isto é, caiu de 12,2% para 8,7%.

Mesmo assim, é fácil nos inquietarmos. Muitos de nós vimos pais que, em vez de morrerem depressa, despencando de penhascos ou de tratores, passaram anos lidando com os efeitos debilitantes de doenças crônicas, como as cardiopatias ou o mal de Alzheimer.

– Adquirimos muita experiência em primeira mão ao cuidarmos de nossos pais, sabemos que temos genes em comum com eles, vimos o que lhes aconteceu e ficamos muito preocupados – disse Willis.

Quando conversei com ela, essa cientista estava em licença sabática, tentando aprender uma nova maneira de analisar os dados da longevidade humana com um conjunto atordoante de equações complexas. Willis admitiu prontamente certa frustração com seu próprio cérebro de meia-idade:

– Olhe, estou com 59 anos – disse – e tenho que fazer listas das coisas de que preciso me lembrar. Tenho de anotar que vou conversar com você e aonde irei em seguida, e agora estou tentando aprender essa nova metodologia, e é possível que demore um pouquinho mais do que antes, e isso pode ser frustrante.

Mas acrescentou depressa:

– Sinto muito orgulho de estar começando a compreender essa metodologia, e lembre-se, quando os estudantes aprendem essas coisas novas, eles estão *apenas* estudando, mais nada. Dispõem de um semestre inteiro para se dedicar ao assunto. Já eu estou tentando aprender isso e, ao mesmo tempo, ando ocupadíssima. Respondo a uma infinidade de e-mails, faço compras, escrevo e converso com você. Por isso, realmente tenho que dizer a mim mesma para me dar uma folga. Não há dúvida de que o cérebro melhora mesmo na meia-idade.

Ampliando sua pesquisa, Willis vem esquadrinhando ainda mais a fundo o cérebro da meia-idade. Usando a nova tecnologia de imagem, está procurando ver que tipos de mudanças estruturais ocorrem no volume cerebral, e se essas alterações afetam as aptidões cognitivas, à medida que as pessoas envelhecem. Também está tentando descobrir se doenças crônicas durante a meia-idade, como diabetes e problemas cardiovasculares, afetam a capacidade de a pessoa manter, mais adiante, níveis elevados de funcionamento cerebral. De modo geral, ela tem toda a expectativa de constatar que o cérebro de um adulto não fica parado.

– Se tivermos sorte – disse-me –, nosso cérebro continuará a se desenvolver e a melhorar.

Se é assim, como é possível acontecerem as duas coisas? Como pode um cérebro de 52 anos ficar vagando pela sala, tentando se lembrar do que está procurando, *e* galopar num patamar mais alto do que nos tempos da faculdade? Será possível esmiuçarmos melhor essa contradição intrínseca? E, nesse caso, que nome devemos dar aos aspectos positivos do cérebro? Será conhecimento? Expertise? Experiência? Talvez tenha mais a ver com intuição. Ou então, que tal o simples instinto de sobrevivência?

E, o que é mais importante, afora os testes cognitivos rigorosos: é possível medirmos tudo isso na vida real?

Alguns anos atrás, a resposta teria sido não. Mas isso também mudou. Agora os pesquisadores saíram em busca dessa coisa, desse não sei quê da meia-idade, e o encontraram tanto na vida real, acompanhando pessoas de verdade durante sua vida inteira, quanto – cada vez mais, com o uso da nova tecnologia dos aparelhos de neuroimagem – nas profundezas de nossa complexa estrutura cerebral.

Um dos que têm procurado com mais afinco é Art Kramer, psicólogo e neurocientista da Universidade de Illinois. Há cerca de dois anos, Kramer decidiu ver se poderia descobrir de que modo um cérebro de meia-idade realmente funcionava na vida cotidiana. Em particular, ele e seus colaboradores queriam saber como esse cérebro se sairia numa tarefa que exigisse decisões rápidas. E, assim, resolveram examinar controladores de voo.

Nos Estados Unidos, os controladores de tráfego aéreo são obrigados a se aposentar aos 55 anos. Diversos outros países deixam seus controladores trabalharem por muito mais tempo e não têm mais acidentes por isso. Quem tem razão? Será que, de algum modo, estamos mais seguros, por insistirmos em que as pessoas que exercem essas funções, e de cujo funcionamento cerebral de alto nível depende nossa segurança, tenham um limite etário compulsório, independentemente de sua saúde ou de sua capacidade? Ou, invertendo a pergunta, será que, ao forçarmos a aposentadoria aos 55 anos, estamos perdendo nossos melhores cérebros – cérebros adultos –, que poderiam deixar-nos ainda mais seguros?

Para verificar isso, Kramer foi ao Canadá, onde os controladores podem trabalhar até os 65 anos. Lá, submeteram um grupo de controladores jovens e mais velhos a uma bateria de testes cognitivos, durante sete horas, e depois os puseram, durante um longo período, para fazer um trabalho que simulava suas tarefas do dia a dia.

– Na vida real, os controladores trabalham com computadores, e usamos computadores na nossa simulação, e os pusemos para fazer toda sorte de coisas, exatamente como se estivessem trabalhando – explicou Kramer, quando conversei com ele. – Havia momentos em que eles ficavam realmente ocupados, falando com pilotos, observando a tela e lidando com aeronaves que se aproximavam a velocidades diferentes. Também os fizemos sequenciar padrões de voo. Houve inúmeras coisas com que eles tiveram de lidar.

E o que os pesquisadores descobriram? Os controladores mais velhos saíram-se exatamente tão bem quanto seus colegas mais jovens.

– Nas tarefas simuladas, eles tiveram claramente um desempenho tão bom quanto o grupo mais jovem. Não houve diferença de nível – afirmou Kramer.

Nos testes cognitivos, houve diferenças, mas também estas foram instrutivas. Em áreas como a velocidade de processamento, os controladores mais jovens se saíram melhor. Mas, em duas importantes áreas – orientação visual (capacidade de olhar para um avião em duas dimensões na tela do computador e imaginá-lo em três dimensões no céu) e manejo da ambiguidade (capacidade de lidar bem com informações conflitantes, pane do computador ou até a possibilidade de o computador estar errado) –, mais uma vez os controladores mais velhos saíram-se igualmente bem.

Os estudos sobre pilotos chegaram à mesma constatação. Numa pesquisa conduzida por Joy L. Taylor, do Centro de Pesquisas Clínicas sobre o Envelhecimento, na Universidade Stanford, na Virgínia, publicada na revista *Neurology*, 118 pilotos de quarenta a 69 anos foram testados durante um período de três anos em simuladores de voo que reproduziam a pilotagem de um avião monomotor sobre um terreno plano, próximo de montanhas. Taylor constatou que os pilotos mais velhos não se saíram muito bem na primeira vez que usaram os simuladores, que testavam a capacidade de estabelecer contato com controladores de voo, evitar o tráfego, controlar os instrumentos da cabine e aterrissar. Todavia, à medida que os testes foram repetidos, os pilotos mais velhos saíram-se melhor do que os mais jovens, na verdade, naquilo que constituía o ponto principal de todo esse exercício – evitar o tráfego aéreo e as colisões. Em outras palavras, os pilotos mais velhos demoraram mais para pegar o jeito do novo teste, no começo, mas superaram os mais jovens em matéria de fazer o que era mais importante – manter os aviões onde eles deveriam estar.

– A questão é que, quando se tem muitos anos de experiência, ela presta bons serviços e é muito, muito útil – disse Kramer. – E, quando a pessoa mais velha conserva as aptidões de que precisa, é possível que se saia bem em profissões que, antigamente, achávamos que não poderia exercer.

## Onde a expertise encontra seu lar

Estranhamente, é claro, achamos que também sabemos disso. Falamos muito em experiência, não raro em termos muito elogiosos. Nós a enaltecemos num arquiteto ou num advogado, e procuramos por ela nos candidatos à Presidência.

Todavia, mesmo ao reconhecermos o mérito da experiência, passamos estranhamente por cima de sua verdadeira natureza e impacto.

Certo, trata-se de uma coisa elusiva. Você consegue assinalar num gráfico quão bem uma pessoa dirige uma equipe? Consegue contar o número de vezes que alguém toma a sábia decisão de permanecer calado, ou que, com um tato tarimbado, conduz um grupo hostil entre si a um consenso? Por falar nisso, como identificar o momento exato em que um pai ou uma mãe usam de perícia ao determinar se abraçam ou repreendem um filho problemático? Você é capaz de descobrir, por meio de testes cognitivos, o entusiasmo, o discernimento e a paciência que um professor experiente leva para a sala de aula?

É fácil sair usando a experiência como um termo genérico, aplicável a tudo – e deixar as coisas nesse pé. Mas isso levou a uma espantosa falta de apreciação justamente do lugar em que essa experiência reside – o cérebro da meia-idade. Todos aqueles anos de conhecimentos e prática e intuições certeiras não "acumulam nos joelhos", como disse um pesquisador.

Nos últimos anos, houve uma tentativa de lidar com esse descaso. Desenvolveu-se todo um novo campo para determinar com exatidão aquilo que os cientistas gostam de chamar de "expertise". Ela também não capta por completo toda a natureza do que chamamos de experiência, mas com certeza avança alguns passos nessa direção.

Neil Charness, por exemplo, passou sua carreira examinando isso tudo. Agora com 59 anos, interessou-se pela primeira vez pelo que leva o cérebro em processo de envelhecimento a conservar sua potência quando realizou seu primeiro trabalho, estudando jogadores de bridge.

Embora a opinião vigente fosse que os jogadores mais velhos eram mais lentos e tinham a memória mais fraca, sendo, portanto, piores, Charness descobriu, numa amostra de pessoas reais jogando partidas reais, que isso simplesmente não era verdade. Ele constatou que, quando a tarefa da partida exigia sobretudo velocidade, o desempenho dos jogadores mais velhos era de nível inferior ao dos mais jovens. Entretanto, na tarefa mais fundamental do bridge – a resolução básica de problemas –, os mais velhos "podiam facilmente jogar em níveis mais altos".

Há quem afirme que a velocidade de processamento é tão fundamental para o cérebro que um declínio causado pela idade estraga todo o seu funcionamento, piorando todas as funções; contudo, Charness e diversos outros neurocientistas estão agora convencidos de que não é isso que acontece.

– Por isso, restou-nos uma espécie de paradoxo – explicou-me ele ao conversarmos. – Tendíamos a presumir que uma dada habilidade, a velocidade de processamento, fundamentava todas as aptidões, mas esse estudo contribuiu para aumentar minha consciência de que isso não era verdade.

As pesquisas mais recentes nessa área têm-se concentrado no bridge e no xadrez porque seus resultados são fáceis de medir. E Charness afirma que as pesquisas continuam a mostrar que, embora a idade cobre um tributo na velocidade dos jogadores mais velhos, esse declínio cerebral específico, que começa na casa dos vinte anos, não afeta o desempenho global.

– Não há dúvida de que os jogadores ficam mais lentos, mas, se o que você faz depende de conhecimentos, você se sairá muito bem ao envelhecer – disse Charness. Em média, são necessários dez anos para se adquirir um alto nível de habilidade em toda uma gama de áreas, desde o golfe até o xadrez. – E isso faz sentido – afirmou ele. – Quem você preferiria ter na sua equipe: um mestre enxadrista de 55 anos e vasta experiência, ou um novato de 25?

Houve tentativas recentes de medir esse talento também em outros contextos. E esses estudos constataram igualmente que, apesar da perda de velocidade e do fato de que, às vezes, os indivíduos mais velhos demoram mais para aprender algumas novas habilidades, eles conduzem sua vida profissional com facilidade e destreza crescentes.

Um estudo recente constatou que gerentes de banco mais velhos exibiam, em testes cognitivos, um declínio normal relacionado com a idade, mas seu grau de sucesso profissional dependia quase inteiramente de outros tipos de habilidades – aquelas a que Charness se refere como "o conhecimento prático adquirido sobre a cultura do mundo dos negócios e as relações interpessoais, que faz o gerente trabalhar com mais eficiência". Nos últimos anos, os cientistas criaram novas maneiras de medir o sucesso na vida real, examinando o que chamam de conhecimento prático ou tácito. Uma das maneiras de fazê-lo foi dar aos gerentes cenários reais, seguidos por soluções diferentes, as quais tinham demonstrado funcionar ou não funcionar nos meios profissionais. Depois de os participantes escolherem suas soluções, seus resultados foram classificados. E nesse caso, como em muitos outros estudos similares, os mais velhos, recorrendo a seus cérebros de meia-idade – serenos, ricamente interligados e reconhecedores de padrões –, obtiveram sistematicamente a classificação de especialistas.

E, em certos sentidos, o cérebro também vem recebendo cada vez mais um impulso cultural. Não é só a biologia que está ajudando. Durante muitos anos, inúmeras pessoas acharam que a meia-idade só trazia depressão ou decréscimos de energia ou entusiasmo. Agora, no entanto, sabemos que essas dificuldades podem ocorrer – e ocorrem – em todas as faixas etárias, não apenas no período intermediário da vida. À medida que a longevidade média se ampliou, passamos a ter muitas pessoas envelhecendo em ótima forma física e cognitiva, e podemos não apenas vê-las como modelos, mas também estudá-las, a fim de descobrir o que efetivamente ocorre para que isso aconteça. Embora partes disso tudo – inclusive, em alguns casos, nossas percepções de nós mesmos e as do mundo oficial do emprego – continuem inalteradas, as atitudes globais dão sinais de mudança. Há mais pessoas que simplesmente não desistem nem se entregam. E a ciência as apoia cada vez mais.

Existe agora, por exemplo, um campo crescente de estudos que procura descobrir com exatidão como mantermos o desempenho máximo ao envelhecermos. Antigamente, presumia-se que os altos níveis de realizações, em qualquer época da vida, resultavam predominantemente da sorte e dos genes, e que o esforço tinha apenas uma pequena participação nisso. Mas o que se constata é que o sucesso contínuo tem muito menos a ver com o talento inato do que com o que Charness e seus colegas chamam agora de "prática voluntária": o compromisso de exercitar uma aptidão repetidas vezes e de concentrar a atenção nas falhas – o tipo de estratégia que pode funcionar em qualquer idade.

E agora a ciência também vem demonstrando que, ao envelhecer, desenvolvemos recursos compensatórios, quando necessário. Muitos dos melhores lançadores no beisebol iniciam a carreira como lançadores de bolas rápidas e retas, confiando numa velocidade de raio para fazer suas mágicas. Com o passar do tempo, entretanto, e à medida que o ímpeto desses lançamentos de 160 quilômetros por hora diminui, eles se adaptam e desenvolvem plenamente outros tipos de lançamentos – em curva, *sliders*, *breaking balls* – para se manterem competitivos. A bola de alta velocidade continua presente, só que já não é tão veloz, e os mais talentosos usam seus truques para continuar a ser os melhores. O mesmo se dá com o cérebro na meia-idade.

Até o pianista Arthur Rubinstein adotou novos truques ao envelhecer. Às vezes ele compensava um declínio na velocidade dos movimentos, que estava relacionado com a idade, diminuindo o ritmo *antes* das passagens difíceis, a fim de "criar um contraste mais marcante", como disse Charness.

E a boa notícia é que a maioria dessas aptidões magistrais se acumula naturalmente, sobretudo em nosso multifacetado mundo moderno. O simples ato de sobreviver – no processo de viver e ganhar o sustento em nosso meio desafiador – pode nos dar dores de cabeça, mas também fortalece o que temos dentro dela.

Como disse Sherry Willis:

– Creio que os escores são tão mais altos na meia-idade do que na idade adulta jovem por já termos tido muito mais experiência de vida, sobretudo no trabalho. Até os computadores estão nos ajudando a ser pensadores lineares mais lógicos. O meio profissional é um ambiente de aprendizagem intensa, muito mais do que quando frequentamos a escola.

E ela acrescentou:

– E é estranho imaginar que o cérebro pudesse *não* continuar a se desenvolver. A maioria dos trabalhos profissionais é muito estimulante e complexa, e mesmo nas horas de lazer temos mais oportunidade de nos dedicarmos a coisas complicadas, como a fotografia. Toda essa complexidade pode acarretar o que chamamos de estresse, é claro, mas creio que, quando sabemos lidar com isso em termos afetivos, tudo pode ser muito bom para nós, e bom para o nosso cérebro.

## Quando considerado, ele é valorizado

E, embora a valorização sincera seja rara, muitos dos que estão na meia-idade, quando pressionados, oferecem depoimentos surpreendentemente elogiosos sobre seu cérebro.

Brad Burtner, um controlador de tráfego aéreo, disse-me que, no que lhe concerne, "não há dúvida" de que ele é um controlador melhor agora do que quando era mais moço:

– Sem sombra de dúvida, eu diria que hoje sou muito, muito melhor no meu trabalho.

Após quase trinta anos como controlador de voo, a maioria deles trabalhando no grande aeroporto internacional dos arredores de Cincinnati, Burtner foi obrigado a se aposentar em 2008, ao completar 55 anos. Como maratonista que corre vinte quilômetros por dia, ele considera tão tola a ideia de se aposentar, que planeja continuar a trabalhar num pequeno aeroporto particular da vizinhança, que não tem limites etários para a interrupção das atividades.

Isso não quer dizer que ele, como a maioria de nós, não note certas falhas. Na ocasião em que conversamos, Burtner não teve dificuldade para enumerar as deficiências de seu cérebro:

– É claro que tenho mais problemas com a memória hoje em dia. Quando era mais moço, eu conseguia guardar todas as diferentes altitudes de todos os aviões na cabeça, trinta aviões de cada vez. Agora não sou capaz de fazer isso. Tenho que escrevê-las. Mas, sabe, isso é o que devemos fazer, de qualquer maneira, e é provável que seja o mais seguro. Se eu tivesse um derrame, alguém poderia chegar e ver onde estava cada avião, por eu ter tido o cuidado de fazer as anotações que faço agora.

Às vezes, Burtner tem mais dificuldade de se concentrar:

– Acho que me distraio com mais facilidade do que antes. Mas eu sei disso e introduzo mudanças. Quando há alguém com um rádio ligado, eu digo: "Ei, será que você pode diminuir o volume?"

E, mesmo com essas preocupações, Burtner insiste em que, na casa dos cinquenta, é um controlador muito mais seguro do que quando estava na faixa dos vinte, ou mesmo com trinta e poucos anos.

Como disse Neil Charness:

– O simples fato de trabalhadores mais velhos se saírem tão bem quanto os mais jovens no desempenho global, apesar dos declínios bastante previsíveis na velocidade, é um testemunho de como essas outras habilidades são importantes.

Tal como minha amiga poeta, Burtner se acha capaz de fazer melhor seu trabalho, basicamente porque só agora "todas as peças se encaixam".

– Agora eu prevejo as situações antes de elas acontecerem. E sempre tenho um plano de reserva. Quando há uma tempestade, sei o que vou fazer se o primeiro plano não funcionar – ele me disse. – O mais importante é que agora eu controlo a situação, em vez de deixar que ela me controle. Agora penso na situação inteira, em como as coisas se encaixam.

## 3. Um lugar mais animado

Fico muito contente por já não ser jovem

O CAMPUS DA UNIVERSIDADE DA CALIFÓRNIA em Santa Cruz fica no alto de um morro: um pequeno aglomerado de prédios, aninhado numa floresta de sequoias. Para chegar lá, a pessoa sai da Autoestrada 1 ao sul de São Francisco, deixa o oceano Pacífico para trás e entra numa estrada de menos de dois quilômetros, que sobe serpeando até o campus.

No começo da década de 1970, até aqueles de nós que estudávamos na sede da universidade em Berkeley, ali perto, considerávamos Santa Cruz o lugar mais sossegado do mundo. Muito disso mudou, é claro. À medida que o dinheiro do Vale do Silício derramou-se pelas montanhas, as ruas ficaram entupidas de carros, os quais, hoje em dia, tendem mais a ser BMWs do que Kombis.

Mesmo assim, no dia quente e claro de fevereiro em que fui até lá fazer uma visita, fiquei aliviada ao constatar que Santa Cruz não havia perdido seu jeito hippie. Ao subirmos a ladeira, passamos por estudantes de cabelo comprido que pedalavam bicicletas de pneus engraçados e ainda usavam camisetas descoloridas em estilo *tie-dye*. Havia uma placa que dizia simplesmente PEACE CORPS e, no campus, vi professores sentados no chão, conversando com círculos de alunos sorridentes.

Santa Cruz envelheceu, mas de um jeito calmo e feliz.

Por isso, talvez seja apropriado que no campus de Santa Cruz, em meio às árvores serenas e antigas, se venha fazendo um esforço silencioso para descobrir por que nós, seres humanos, também nos tornamos mais felizes ao envelhecermos. Com efeito, os cientistas estão constatando que, mais ou menos a partir da meia-idade, começamos a adotar uma visão do mundo mais cor-de-rosa.

Não era para ser assim, é claro. Muitos de nós crescemos temendo a meia-idade. Lemos a crônica de John Updike sobre o mergulho do pobre Coelho na desilusão, ao chegar a essa etapa da vida, "seu vigor flácido, meio pálido e azedo, ... a cintura grossa e o andar cauteloso ... indícios de fraqueza, uma fraqueza que beirava o anonimato". Estremecemos diante da mensagem de Gail Sheehy, em *Passagens*, na qual ela nos alerta para tomarmos cuidado com a "Provação dos quarenta anos".

O que aconteceu com tudo isso?

Bem, o que ocorre de fato é que nosso estado de humor não piora, mas melhora. Na verdade, é possível que o cérebro seja feito para nos tornar mais otimistas à medida que envelhecemos.

Ainda hoje, essa é uma visão revolucionária. E foi para ouvir sobre ela que me dirigi ao campus de Santa Cruz, naquele dia, para um encontro com Mara Mather.* Psicóloga cognitiva, Mather é magra, baixa, atlética e radiante. Tem o cabelo louro e ondulado, olhos azul-claros, é alva e bonita. Quando a encontrei, estava sentada em seu consultório cheio de plantas, com a luz do sol entrando por um janelão. Usava calça cinza, blusa preta de gola alta e longos brincos pingentes de prata, e, se eu não soubesse que já tinha seguramente guardados no bolso alguns diplomas de peso de Princeton e de Stanford, além de uma gaveta de arquivo repleta de sólidas pesquisas científicas, eu a teria tomado por uma menina de quinze anos.

Em vez disso, ao nos encontrarmos pela primeira vez, ela estava com 34 anos e, talvez por ter apenas 34, parecia nunca ter sido exposta a uma avaliação sombria da meia-idade.

– Não sei, talvez eu tenha tido sorte – disse-me. – Acabei tendo uma boa imagem do envelhecimento. Conheci minha avó, que era divertida, cheia de vida, sociável e extrovertida. Quando eu estava crescendo, em Princeton, meu bisavô nos visitava. Tinha cem anos e estava ótimo. Para mim, envelhecer era isso.

* Atualmente, Mara Mather é professora da Universidade da Califórnia do Sul.

E prosseguiu:

– É meio surpreendente. Quer dizer, sei que há muitas perdas na meia-idade. Amigos morrem. Os pais adoecem. Por isso, é difícil pensar que o nosso humor melhora, mas ele melhora.

Devo dizer que, no começo, essa ideia me pareceu mais do que estranha. Estando eu mesma em plena meia-idade, "bem-humorada" não era a primeira palavra que me vinha à cabeça. "Estressada" talvez fosse uma descrição melhor. A maioria das outras pessoas com quem falei também acolheu essa ideia com maciço ceticismo. No entanto – aos poucos e de maneira sistemática –, uma ideia alternativa foi surgindo.

Não faz muito tempo, por exemplo, eu estava indo tomar um café com minha colega Erica, então com 52 anos. Conversávamos sobre quando tínhamos nossos vinte anos, a idade da sobrinha dela e de minhas filhas naquela ocasião. Falamos de como essa idade era incrivelmente difícil, cheia de altos e baixos, namorados chegando e partindo e todos aqueles "quem sou eu" e "o que estou fazendo".

– Eu nunca, jamais quereria voltar a ter vinte anos; foi terrível, terrível – disse Erica, ao atravessarmos uma rua de Manhattan. – Agora estou mais velha e há umas perdas, eu sei.

Andamos mais um pouco em silêncio.

– Mas, sabe – ela acrescentou, pouco depois –, quando penso nisso, é estranho, mas, apesar de tudo, nunca me senti tão feliz. Não é esquisito?

Uma outra mulher, que tem cinquenta e tantos anos e escreve para uma grande revista, disse-me que nunca teve tanto o que fazer, às voltas com um adolescente de pavio curto e a mãe exibindo os primeiros sinais de demência. Mas ela me disse também ter notado uma coisa nova nos últimos tempos. Fosse qual fosse a razão, agora ela se descobria menos concentrada no lado negativo da vida:

– Eu vejo as coisas ruins a meu redor, ou no meu dia ou com a minha mãe, mas não fico tão abatida com isso.

## Desenfatizar o negativo

Então, como podemos explicar essa serenidade recém-descoberta? Será que estamos tão fartos das coisas ruins que simplesmente as isolamos? Com certeza, esse contentamento não combina com a imagem que nos apresentaram de como tudo correria. Onde estão as crises da meia-idade? E os ninhos vazios? O que está acontecendo?

Para compreender o que pode estar acontecendo, o melhor lugar para começar – mais uma vez – é o interior do cérebro. Em particular, temos que examinar uma lasquinha minúscula nas profundezas do cérebro, chamada amígdala. Mesmo que você não saiba coisa alguma sobre o cérebro – ou pense não saber –, você tem bastante consciência da sua amígdala. Ela é o Departamento de Segurança Nacional do corpo. Ao ver um passageiro de aparência assustadora no mesmo avião que você, ou quando tem que falar com seu chefe sobre seu desempenho, ou até conversar com um filho adolescente sobre sexo, é a sua amígdala que entra em ação, preparando o restante do corpo para tomar uma decisão crucial: luta ou fuga?

A amígdala é uma região primitiva do cérebro. É pequena. (Bem, tecnicamente, deveríamos dizer que "são pequenas". Nós temos duas amígdalas, uma em cada hemisfério cerebral. Seu nome significa "amêndoa" em latim, e foi escolhido em função de sua forma e seu tamanho.)

E o que estaria fazendo esse antigo sistema de alerta, criado para manter os seres humanos primitivos longe de leões famintos, na nossa meia-idade moderna? Não faz muito tempo, foi isso que Mara Mather se dispôs a descobrir. Trabalhando com Laura Carstensen, psicóloga de Stanford, e com o neurocientista John Gabrieli, que hoje chefia um laboratório de imagens cerebrais no MIT, Mather e seus colaboradores descobriram – depois de fazer varreduras em amígdalas de jovens e velhos – que, à medida que ficamos mais velhos, e de maneira admiravelmente linear, nós e nossas amígdalas de fato reagimos *menos* a coisas negativas.

Repetidas vezes, Mather e os demais pesquisadores tentaram fazer pessoas mais velhas adotarem uma atitude negativa. Com os sujeitos do estudo deitados em aparelhos de neuroimagem, mostraram-se a eles cenas padronizadas que sabidamente despertam reações positivas – filhotes de animais, crianças na praia – e cenas que desencadeiam reações negativas – baratas rastejando sobre pizzas, pessoas paradas junto a túmulos.

E, repetidas vezes, o lado positivo ganhou. Ao ficarmos mais velhos, nossas amígdalas reagem cada vez menos aos estímulos negativos. E, visto que elas foram praticamente feitas para reagir com *mais* intensidade ao negativo, essa descoberta foi extraordinária. Até Gabrieli disse ter ficado perplexo com a força dos resultados, que foram convincentes. E é importante lembrar que os aparelhos de neuroimagem estavam detectando mudanças nas amígdalas *muito antes* de as pessoas sequer se conscientizarem do que viam. Na verdade, os sujeitos do estudo não tinham a menor ideia do que o cérebro deles estava fazendo.

– Estávamos olhando para o momento da percepção – explicou Gabrieli. O estudo constatou que nosso cérebro, de uma forma automática e pré-consciente, começa, como se costuma dizer, a acentuar o positivo e eliminar o negativo.

Para ver quanto isso é impressionante, é útil conhecermos um pouco do contexto. Durante anos, simplesmente se presumiu que, ao envelhecermos, e à medida que o corpo começasse a ficar mais lento, nossas emoções, de modo geral, seguiriam o mesmo rumo, e tudo se tornaria mais atenuado com o correr dos anos. Num dado nível, essa visão prevaleceu entre os cientistas porque parecia perfeitamente sensata.

Todavia, como muito do que pensávamos saber sobre o cérebro, também isso estava errado. Na verdade, quando o estudo do envelhecimento começou para valer (seu estudo sério data de apenas algumas décadas), constatou-se justamente o inverso. Ao envelhecermos, nossas emoções não só se mantêm predominantemente intactas, como são consideravelmente mais robustas do que nossas aptidões em algumas outras áreas, como a acuidade com que recordamos certos fatos. Ao envelhecermos, por exemplo, é mais fácil dizer como nos sentimos em determinado dia – "eu estava triste" – do que falar do que efetivamente aconteceu – "estava chovendo".

Mas até essas pesquisas ainda captaram uma grande parte do panorama às avessas. Elas presumiram que, se nossos estados de espírito se mantivessem fortes, os mais intensos seriam os negativos. Os primeiros pesquisadores do envelhecimento, como vimos, basearam quase todo o seu trabalho em asilos de idosos e, como não é de surpreender, depararam com um mau humor considerável.

Por sorte, ao iniciar suas investigações, Mather nem pensou em procurar esses lugares. Tinha a mente mais aberta. E, quando chegou a Stanford para trabalhar em seu pós-doutorado, constatou que Laura Carstensen não só tinha a mente tão aberta quanto a sua, como já estava profundamente empenhada em virar de pernas para o ar as concepções de longa data sobre como age o cérebro ao envelhecermos.

– Cheguei a Stanford e Laura estava fazendo uns estudos incríveis sobre o envelhecimento, e eu estava interessada na memória, de modo que tudo pareceu natural – disse Mather.

Num primeiro contato, Carstensen também está longe de parecer uma revolucionária científica. Quando nos encontramos para almoçar no elegante refeitório do corpo docente da Universidade Stanford, ela me pareceu, com sua faixa de cabelo branco na testa, exatamente a séria professora universitária que é. Ao começar a conhecê-la e a perceber seu instinto para examinar as questões através de prismas novos e diferentes, comecei a pensar nela como uma espécie de Che Guevara da ciência, decidida, em suas próprias palavras, a "mudar a natureza do envelhecimento".

Na adolescência, no norte do estado de Nova York, Carstensen já era rebelde. Embora seu pai fosse professor universitário, a princípio ela havia torcido o nariz para a faculdade e se casara aos 17 anos ("E eu nem estava grávida", comentou, ainda meio surpresa com seu eu mais jovem). Num dado momento, ela sofreu um acidente de automóvel, quebrou a perna e acabou presa durante meses num centro de reabilitação, "junto com todas as velhas com fratura de fêmur".

E foi ali que foram semeadas as sementes da insurreição. Ao ver que ela era jovem e estava entediada, a equipe médica encarregou Carstensen, então com 21 anos, de cuidar das mulheres mais velhas, e, com o passar dos meses, ela notou que algumas se saíam bem e outras não.

– Muitas delas tinham ficado sem dinheiro e sozinhas, sendo obrigadas a vender a própria casa para custear o tratamento – contou-me Carstensen. – Mas outras tinham muitos familiares que as visitavam e eram as matriarcas das respectivas famílias, e ficavam ótimas, o que me fez começar a questionar se o envelhecimento era um processo apenas biológico. Ele é biológico, mas tem a ver com a situação, com o contexto social e até com as emoções.

Carstensen foi ficando mais intrigada com o que viu à sua volta no centro de reabilitação e, quando o pai lhe levou gravações de uma aula de psicologia numa universidade próxima, sentiu-se fisgada:

– Eu não queria estudar medicina e passar a conhecer apenas a biologia do envelhecimento. Queria saber como interagiam a biologia e a influência social.

Uma vez em Stanford, ela tratou de fazer exatamente isso, conduzindo um estudo após outro sobre a intersecção entre o envelhecimento e os afetos, para descobrir exatamente o que acontecia.

Primeiro ela examinou a memória. Num de seus estudos mais influentes, publicado em 2003, em colaboração com Mather e com a psicóloga Susan Turk Charles, da Universidade da Califórnia em Irvine, ela constatou que, a partir do começo da meia-idade, por volta dos 41 anos, as pessoas recordavam mais as imagens positivas (bebês sorrindo) do que as negativas (patos atingidos por um derramamento de petróleo). As pesquisadoras descobriram que essa mudança prosseguia por vários anos – elas testaram pessoas de até oitenta anos de idade – e se aplicava igualmente a homens e mulheres, funcionários de escritório e encanadores, e aparecia de forma sistemática nos diferentes grupos étnicos.

– Na memória e na atenção, as pessoas mais velhas mostraram uma predileção clara pelo positivo em relação ao negativo – disse Carstensen.

Alguns indícios desse fenômeno tinham sido observados antes. Estudos menores, por exemplo, haviam mostrado que, à medida que envelhecemos, recordamos e relatamos mais aspectos positivos da vida cotidiana.

Quando lhes fazem perguntas sobre um apartamento visto por elas, as pessoas mais velhas tendem mais a dizer, em primeiro lugar, algo como "Ah, ele tinha uma cozinha ótima", e não "Os armários eram pequenos demais". Ao envelhecermos, relatamos um número menor dos maus momentos dos nossos dias. E somos muito menos propensos a rotular de ruim um dia inteiro, apenas por causa de um incidente infeliz.

– Não é que as pessoas mais jovens não vejam o lado positivo – disse Susan Turk Charles –, mas é que, com elas, a reação negativa está mais alerta. Se você perguntar a uma pessoa mais velha como foi o seu dia, é mais provável ela dizer "Ah, foi bom"; e, se você lhe perguntar se aconteceu algo ruim, é muito mais provável ela dizer que não. Já com os mais jovens, observa-se o contrário: eles tendem muito mais a dizer: "Ah, eu tive um dia muito ruim, péssimo. Tive uma briga terrível com meus pais."

## Envelhecer é a resposta

Então, por que essa ênfase no lado bom, à medida que envelhecemos? Foi justamente essa a pergunta que Carstensen formulou a si mesma. E, depois de muita consideração, de um exame mais detido da bibliografia especializada e de uma pesquisa mais inovadora, ela chegou a uma resposta: a mudança ocorre ao envelhecermos porque provém do próprio envelhecimento.

Em seu estudo de 2003, intitulado "Envelhecimento e memória afetiva: a natureza esquecível das imagens negativas para os adultos mais velhos", Carstensen escreveu:

> Nossa equipe de pesquisadores perguntou informalmente a dezenas de pessoas mais velhas de que modo elas controlam suas emoções, sobretudo em períodos difíceis da vida. Em geral, elas deram uma resposta: "Eu simplesmente não penso nisso [no problema ou nas preocupações]." A princípio, essa declaração pareceu oferecer pouca compreensão de como os adultos mais velhos regulam seus sentimentos, mas a coerência de suas respostas

fez com que nos voltássemos para a possibilidade de que o processamento de informações positivas e negativas variasse em função da idade.

Não foi uma conclusão a que se chegasse de forma leviana. Ao contrário, baseou-se em toda uma profusão de estudos que examinaram a questão por todos os ângulos concebíveis. Na ciência, nem sempre se encontra uma linha de pesquisas que avancem passo a passo, formulando a pergunta lógica seguinte. Mas, numa sucessão de estudos engenhosos, foi exatamente isso que Carstensen e seus colaboradores fizeram.

Num deles, por exemplo, Carstensen indagou se as pessoas não se lembrariam tão bem do material negativo pelo simples fato de o ignorarem completamente. Mas não era isso. Os pesquisadores descobriram que, quando se apresentava aos indivíduos mais velhos uma imagem de cada vez, eles olhavam ainda mais demoradamente para as negativas do que para as positivas, tal como as pessoas jovens.

Em seguida, Carstensen e sua equipe descobriram outra pista intrigante, ao concentrarem a atenção na escolha. Ela descobriu que, embora não ignoremos as informações negativas na meia-idade, quando nos é oferecida uma escolha entre as positivas e as negativas, optamos por nos concentrar mais no bom do que no ruim. Por exemplo, as pessoas de meia-idade foram muito mais rápidas na hora de captar pequenos detalhes em rostos que pareciam felizes do que nos que se mostravam infelizes.

Então, seria possível que as imagens negativas fossem simplesmente muito mais difíceis de processar ao envelhecermos, de tal forma que, tendo essa escolha, optássemos pelas imagens mais felizes, talvez por falta de energia? De modo algum. Como afirmou Susan Charles, as informações negativas são "muito, muito mais fortes", e continuam muito mais fáceis de reconhecer e processar pelo cérebro. Na verdade, temos de trabalhar mais para nos concentrarmos nas positivas.

– A literatura é clara, claríssima, a respeito de quanto o negativo é mais potente – disse Charles. – Mesmo nos ratos, basta uma coisa ruim, um choque ou um sabor desagradável num alimento, para eles evitarem esse lugar ou esse alimento. Basta uma única experiência ruim para eles aprenderem. E o mesmo ocorre com os seres humanos. Se você se encontra com quatro amigas, e todas dizem "Puxa, que vestido lindo!", e em seguida você encontra outra amiga e ela lhe diz "Nossa, como você engordou!", adivinhe qual desses comentários você vai recordar? E até no casamento, vários estudos mostraram que são necessários *cinco* aspectos positivos, combinados com um negativo, para que a pessoa considere seu casamento feliz. Se você tem apenas dois positivos e um negativo, esse negativo anula os positivos e as pessoas consideram que o casamento é ruim. Acredite, o negativo é muito mais poderoso que o positivo.

Isso significa que, mesmo na meia-idade, nosso cérebro continua a registrar as coisas ruins que nos cercam.

Certo, disseram os pesquisadores, mas talvez a parte do cérebro que reage às informações negativas e ameaçadoras – a amígdala – simplesmente comece a se desgastar, de tal modo que, por mais potente que seja a mensagem negativa, ela não seja registrada com a mesma intensidade. No entanto, em estudos posteriores, Mather constatou que, ao envelhecermos, o cérebro reage de maneira igualmente robusta às ameaças, num sinal claro de que nossas amígdalas continuam firmes, apesar de envelhecermos.

Sendo assim, o que estaria por trás disso? Qual seria a razão do que Carstensen e sua equipe começaram a chamar de "efeito de positividade", ou o aumento do foco no positivo ao ficarmos mais velhos? No fim das contas, restou aos pesquisadores apenas uma resposta real: ao envelhecermos, nós nos concentramos mais no que é positivo porque é isso que queremos. Convém aos nossos objetivos e, ainda que o façamos sem ter consciência, encarregamo-nos de fazer a triagem da vida dessa maneira.

E não se trata de que nosso cérebro fique preguiçoso e queira viver seus dias numa névoa de satisfação. Ao contrário, Mather encontrou provas conclusivas de que são os melhores cérebros, os cérebros mais brilhantes, que mais tendem para o positivo.

E é muito possível que isso tenha a ver com a ideia menos positiva que há – a morte. Carstensen acredita que, ao envelhecermos, ficamos muito mais conscientes de que nos resta menos tempo de vida – e, assim, torna-se muito mais importante mantermos a estabilidade emocional. Uma das maneiras de manter o navio em equilíbrio é desviar o leme para longe do que é ruim e concentrar o rumo no que é bom. E, mesmo não tendo consciência disso, manobramos a atenção e a memória para que se ajustem a esse objetivo.

Quando somos jovens, as informações negativas são fundamentais. Precisamos aprender com o que devemos tomar cuidado – o negativo. Mas, ao ficarmos mais velhos – e com certeza na meia-idade –, já dispomos de inúmeros conhecimentos preventivos. Nesse ponto, podemos optar por passar por cima de um senão aqui e ali, e nos concentrarmos no mais importante – regular nossas emoções. E nós o fazemos porque é disso que precisamos – e é o que queremos fazer.

– A perspectiva temporal é a força dominante que estrutura as motivações e as metas humanas – disse Carstensen. – Os seres humanos detêm um saber consciente e inconsciente do tempo que lhes resta de vida, e a percepção dessa fronteira temporal orienta a atenção para os aspectos afetivamente significativos da vida. Quando o tempo é percebido como expansivo, como ocorre nos adultos jovens e saudáveis, a perseguição das metas e a motivação correlata concentram-se na obtenção de informações. Valoriza-se o novo e se fazem investimentos na ampliação dos horizontes. Em contraste, quando o tempo é percebido como limitado, a experiência afetiva assume a primazia. Quando somos mais jovens, nós nos orientamos para o negativo. Essa informação simplesmente tem mais valor. Com a idade, porém, constatamos mais e mais que há uma mudança. E eu creio que é porque ela serve para regular nossas emoções. Não é que saiamos por aí dizendo "não vou me concentrar nas coisas negativas". Não se trata de algo consciente. Mas também não é inteiramente inconsciente. Eu diria que é uma escolha motivada, que fazemos porque nos é útil.

Nada disso significa que, na meia-idade, vivamos numa espécie de bruma de bem-aventurança. Se você ou alguém com quem você se importa sofre um grave revés, uma doença ou uma depressão clínica, é improvável que você permaneça em seu estado mais feliz, seja qual for a sua idade.

Mas as descobertas científicas têm sido de uma coerência notável: nosso cérebro de meia-idade empenha-se incrivelmente em se entusiasmar com a vida, em ver as coisas boas – um traço que talvez seja uma das maiores vantagens que um cérebro pode ter.

E pode ser que essa ênfase no positivo tenha evoluído por funcionar bem para a espécie em geral. Existe uma tese famosa, às vezes chamada de "hipótese da avó", que postula que os seres humanos e os primatas que contam com avós vivas e úteis em seu grupo têm vida mais longa. Na opinião de Carstensen, as avós com uma visão mais bem-humorada dariam ao grupo uma capacidade maior de prosperar e sobreviver.

– Existe um papel fundamental em manter-se calmo e positivo à medida que envelhecemos; se as pessoas mais velhas forem assim, podem ajudar a manter o grupo unido – Carstensen me disse. – Se você tem reações negativas fortes, pode reagir de forma rápida, ficar com muita raiva e não ajudar. Mas se você tem uma avó que se preocupa e é ligada a você, talvez todo o grupo viva por mais tempo. Se essa avó tem uma amígdala que a permite ser mais calma ... isso pode dar a todo mundo uma vantagem. Trata-se da cognição prestando-se à sobrevivência.

## A regulação afetiva pelo córtex frontal

Há também indícios de que essa mudança pode envolver mais partes do cérebro do que apenas a amígdala – em particular, o córtex frontal, região atrás da testa que se tornou enorme nos seres humanos e que nos ajuda a concentrar a atenção naquilo em que queremos nos concentrar. Em mais um experimento engenhoso, Mather descobriu que, quando distraía as pessoas mais velhas, elas não mais enfatizavam o positivo. Isso significa que a própria parte do cérebro que elas usavam para lidar com a distração – o córtex frontal – se desconcentrava, e não conseguia ajudar a forçar a atenção para o positivo, mesmo sendo isso que, em algum outro nível, essas pessoas mais velhas queriam fazer.

Outros estudos feitos com aparelhos de neuroimagem também mostraram isso com mais detalhes. Joseph Mikels, da Universidade Cornell, constatou que os adultos mais velhos que mais enfatizam os aspectos positivos da vida são também os que mais usam o córtex frontal, em especial a parte chamada de córtex frontal orbital, que está ligada à regulação das emoções. Em alguns casos, a amígdala pode conseguir sozinha enfatizar o positivo; noutros, o córtex frontal sadio contribui para garantir que isso aconteça, o que, para Mikels, constitui uma prova convincente de que "o efeito de positividade é regulador na natureza".

Como o próprio Mikels confessa, essa ideia "contraria a visão comumente aceita: alguns de meus alunos não acreditam nela, e dizem coisas como 'a minha avó é a pessoa mais rabugenta que eu conheço'; mas então lhes faço algumas perguntas e eles dizem 'bem, é verdade que ela é solitária' – e a razão é essa".

Entretanto, quando nossa saúde e nossas condições de vida são boas, aos poucos vamos ganhando uma perspectiva mais alegre, porque a estrutura e as propensões do nosso cérebro começam a nos levar nessa direção.

– Isso não decorre de os adultos mais velhos usarem filtros cor-de-rosa para a vida, mas é, antes, uma função do seu cérebro, que eles acionam e regulam para se concentrarem no que é positivo e se afastarem do negativo – acrescentou Mikels. – Num certo nível, fazemos isso de propósito. A capacidade de regular as emoções aumenta com a idade. Essa é uma das coisas realmente boas a respeito do cérebro da meia-idade.

# 4. Experiência. Discernimento. Sabedoria.

## Sabemos mesmo do que estamos falando?

Pode-se defender a tese de que a verdadeira prova do cérebro humano é sua capacidade de compreender outros cérebros humanos.

Não faz muito tempo, quando mencionei a uma amiga que estava escrevendo um livro sobre o cérebro na meia-idade, sua primeira pergunta disse respeito aos cérebros "estagiários" mais jovens com que ela convivia em sua casa. Como mãe de três filhas, todas na adolescência, ela queria saber, com muita ansiedade, uma única coisa: o discernimento melhora? Ficamos mais hábeis para lidar com outros seres humanos, para fazer as escolhas certas?

Sim – e esse discernimento enraíza-se na biologia cerebral. Hoje em dia, podemos detectar – até observar – o crescimento do discernimento maduro em nosso cérebro. As ligações que nos ajudam a identificar os maus elementos ou o caminho errado ficam mais fortes, e é possível que atinjam seu auge na meia-idade.

Thomas Hess, psicólogo da Universidade Estadual da Carolina do Norte, conduziu dezenas de estudos sobre o que chama de "tarimba social", a qual, segundo sua constatação, chega ao pico na meia-idade, quando somos muito melhores do que os mais jovens *e* os mais velhos para julgar o verdadeiro caráter dos outros. Essas avaliações ardilosas tornam-se mais fáceis – e acertam o alvo mais em cheio – ao envelhecermos. E é a natureza do modo de envelhecimento do cérebro que nos dá essa vantagem.

Além do fato de que, na meia-idade, temos mais anos de experiência com pessoas, os neurônios dedicados a nos conduzir pelo cenário humano revelam-se excepcionalmente duradouros. Os estudos de neuroimagem mostram que as partes do córtex frontal que lidam mais com a regulação das emoções ou dos afetos atrofiam-se com menos rapidez do que outras áreas cerebrais, ao ficarmos mais velhos. E é essa mescla de controle afetivo, destreza mental e experiência de vida que nos ajuda a tomar as decisões corretas.

– Algumas áreas do cérebro que parecem estar envolvidas no processamento das informações socioemocionais exibem uma perda neuronal relativamente menor do que outras – disse-me Hess. – À medida que os indivíduos vão avançando pela vida, eles interagem com outros e adquirem conhecimentos de base cultural [sobre] ... por que as pessoas se comportam das maneiras como se comportam.

E ele prosseguiu:

– O fato de os adultos de meia-idade parecerem ser os mais hábeis é compatível com as ideias de que o período intermediário da vida é uma fase de funcionamento ótimo. As aptidões cognitivas básicas ainda estão relativamente altas, e há também uma dose razoável de experiência, ... [de modo que] elas funcionam em alto nível nas situações do cotidiano.

E essas situações do cotidiano incluem um amplo leque de atividades. David Laibson, da Universidade Harvard, por exemplo, fez estudos fascinantes no campo emergente da "neuroeconomia" – o modo como as pessoas utilizam o cérebro para tomar decisões financeiras – e também descobriu que somos mais competentes nisso na meia-idade. Laibson verificou que, ao enfrentarem problemas complexos ligados ao dinheiro, como hipotecas ou taxas de juros, as pessoas de meia-idade fazem as melhores opções. Em estudos conduzidos no mundo inteiro, Laibson constatou que pessoas mais ou menos entre os quarenta e os 65 anos apreendem com mais facilidade as consequências das decisões financeiras e têm melhor discernimento, no plano geral.

Na verdade, Laibson chega até a apontar o auge de tudo isso: suas pesquisas constataram que as pessoas que melhor utilizam o discernimento em matéria de economia pessoal encontram-se na faixa dos cinquenta anos.

– Essa parece ser a posição ideal, em termos disso tudo – disse-me ele.

## Avaliação da sabedoria

E o que seria essa posição ideal? Seria o discernimento? A desenvoltura social? É a isso que chamamos sabedoria?

O conceito de sabedoria – talvez o clichê mais batido do envelhecimento – tem raízes profundas. É mencionado com frequência em toda a literatura, notadamente na Bíblia, na qual ela é descrita como uma mescla especial de coração e mente. A maioria dos neurocientistas vê esse conceito com desconfiança. Até hoje, os que se dispõem a falar em voz alta sobre a ideia dividem-se em campos distintos, embora superpostos. Alguns atribuem o peso da sabedoria ao equilíbrio emocional, a começar pela famosa declaração de William James, em 1890, de que a sabedoria é "a arte de saber o que deixar de lado".

Como talvez não surpreenda, não há muitos estudos científicos que se concentrem na capacidade de mantermos os olhos ou a boca fechados na meia-idade. Mas a ideia de James, com efeito, tem uma estranha semelhança com os trabalhos de Laura Carstensen e Mara Mather, que mostram que a regulação afetiva aumenta com a idade.

Ao ficarmos mais velhos, também temos afetos mais híbridos, traço que trabalha a nosso favor. Um estudo de Susan Turk Charles constatou que, ao assistir a uma cena de clara injustiça – um trecho do filme *O Grande Santini – O dom da fúria*, por exemplo, no qual um negro que fala com um ceceio é ridicularizado por um branco, ou um trecho do filme *The Curse of the Working Class* em que um marido grita com a mulher e bate nela –, as pessoas mais jovens reagem apenas com raiva, ao passo que as mais velhas sentem raiva *e* tristeza.

* * *

Essa resposta mais complexa e matizada ao mundo nos faz ir mais devagar, cerceando os atos impulsivos. E isso pode ser bom para nossa sobrevivência e a do grupo – outro caso em que um cérebro de meia-idade funciona melhor, simplesmente pelo modo como se estrutura:

– Se você tem apenas uma emoção, é mais fácil agir – explicou Charles. – E se você estiver na savana com um leão no seu encalço, uma ação rápida pode ajudá-lo a sair dessa situação. Mas, no nosso mundo complexo, talvez seja bom ir mais devagar, pensar duas vezes.

Mesmo entre os cientistas, a busca pela sabedoria tem uma história rica e que não se restringe à biologia pura. Antes de sua morte, alguns anos atrás, um dos mais destacados entre os primeiros pesquisadores da longevidade, Paul Baltes, chefiou o respeitadíssimo Instituto Max Planck para o Desenvolvimento Humano, em Berlim. Baltes ficou fascinado com a possibilidade de desconstruir cientificamente os pilares da sabedoria, e passou anos no que veio a ser conhecido como o Projeto Berlinense da Sabedoria. Esse projeto buscou a sabedoria onde quer que fosse possível encontrá-la, inclusive no estudo de máximas como a Oração da Serenidade ("Concedei-me, Senhor, a serenidade necessária para aceitar as coisas que não posso modificar, coragem para modificar aquelas que posso e sabedoria para distinguir umas das outras").

No fim, Baltes e seus colaboradores decidiram-se por uma série de perguntas hipotéticas sobre as escolhas feitas na vida, cujas respostas corretas, na opinião deles, eram equivalentes à sabedoria. As respostas baseavam-se sobretudo na capacidade de considerar variáveis – de ver o panorama geral e complexo. Uma pergunta podia ser, por exemplo: "Qual é a melhor maneira de chegar a Chicago?"

Respondendo de bate-pronto, alguns talvez se apressassem a dar uma solução como: "Pegando um avião."

Mas outros levariam um tempo considerando as variáveis – o panorama complexo – e fariam outras perguntas, para reduzir as possibilidades: "Bem, diga-me: quantas pessoas vão? De quanto tempo você dispõe para chegar lá? Quanto quer gastar? Por quanto tempo vai ficar lá?"

E, embora essas perguntas hipotéticas possam parecer simplistas, ainda assim elas ilustram as formas complexas de funcionamento do cérebro, todo santo dia. Baltes acreditava que considerar as várias ramificações de uma situação significa que a pessoa tem um cérebro que adota a visão ampla e ponderada – a visão sábia.

Após muitos anos de testes desse tipo, Baltes e seus colaboradores, mesmo admitindo que era possível ser sábio e jovem, concluíram que os que obtinham as pontuações mais elevadas nesse tipo de pergunta, e eram, portanto, os mais sábios, segundo os termos deles, tinham cerca de 65 anos – e esse pico era atingido após uma caminhada bastante longa pelo "platô" de sabedoria contínua da meia-idade.

Seguindo os passos de Baltes em data mais recente, Monika Ardelt, professora de sociologia da Universidade da Flórida em Gainesville, montou uma escala intrigante, que determina a que ponto uma pessoa é sábia por sua capacidade de lidar com a vida no mundo moderno. Ardelt mede a sabedoria do indivíduo conforme seu desempenho em três dimensões: a *cognitiva*, que ela descreve como o "desejo de saber a verdade e poder enxergar os meios-tons, em vez de ver tudo em preto e branco" e como a capacidade de "tomar decisões importantes, a despeito da imprevisibilidade da vida"; a *reflexiva*, que consiste na capacidade e disposição de olhar para perspectivas diferentes; e a *afetiva*, que é o nível de solidariedade e compaixão pelos outros.

Ardelt combinou os resultados de suas medições com um conjunto de dados da Universidade Harvard, que acompanha um grupo de 150 homens há mais de quarenta anos. Embora ainda esteja aprimorando seus dados, Ardelt me disse que encontrou correlações nítidas entre as pontuações elevadas em duas medidas tridimensionais diferentes de sabedoria, na meia-idade e na velhice, e alguns traços de personalidade encontrados na pesquisa de Harvard.

Num estudo em profundidade de oito participantes a longo prazo, o fator mais decisivo para prever a sabedoria foi o nível de egocentrismo. De acordo com a medição de Ardelt e a de Harvard, as pessoas que se concentravam em algo fora delas mesmas foram as que se revelaram mais sábias – uma mensagem, é claro, que nos tem sido transmitida e amiúde ignorada há séculos.

– Foi realmente impressionante – disse-me Ardelt. – Os indivíduos com escores altos duas vezes (sábios aos cinquenta e aos oitenta anos) também obtiveram pontuações muito baixas no egocentrismo. Importavam-se com outras pessoas. Davam algo de si, de um modo ou de outro. E os que se interessavam primordialmente por eles mesmos, ou por sua posição na comunidade, obtiveram pontuações muito baixas na escala de sabedoria.

Ardelt acredita que essa sabedoria provém diretamente da adoção de uma perspectiva mais ampla ao longo do tempo. É claro que ainda existe "uma porção de velhos idiotas", diz ela. A sabedoria nem sempre se desenvolve automaticamente. E, no dizer de Ardelt, vivemos numa sociedade que, em vez de recompensar os altruístas – os que ensinam ou cuidam de terceiros –, glorifica os que pensam sobretudo em seu ganho pessoal – os que buscam o dinheiro pelo dinheiro, por exemplo.

– Poderíamos ter uma sociedade que fomentasse mais a sabedoria – comentou ela, meio pesarosa.

Em sua maioria, os neurocientistas intransigentes encaravam esse tipo de discussão como um disparate piegas. Mas isso vem mudando rapidamente. Alguns têm encontrado o que agora chamam de sabedoria nas profundezas da estrutura e do funcionamento do próprio cérebro – e em plena meia-idade.

Em particular, muitos equiparam a sabedoria a uma capacidade maior, ao envelhecermos, de reconhecer padrões e antecipar situações, de prever um futuro provável e agir de maneira apropriada. Como disse Neil Charness, que estuda a expertise, o cérebro humano é "um reconhecedor de padrões por excelência".

– Não é à toa que os seres humanos são chamados de *Homo sapiens sapiens*: o homem que sabe – disse Charness. – Podemos avaliar o que acontece e descobrir qual é o curso de ação mais promissor, e usamos centenas de milhões de padrões para orientar esse processo.

John Gabrieli, neurocientista do MIT, diz que, para compreender esse talento característico, é útil pensar em algo simples como uma maçã. Mesmo que a maçã tenha apenas seu contorno desenhado no papel, ou esteja pintada de roxo, ou tenha levado grandes dentadas, ainda a reconhecemos como maçã, porque é assim que nosso cérebro se estrutura. Ela pode não parecer uma maçã típica, mas o cérebro, construindo ligações ao longo de anos, torna-se muito eficiente no reconhecimento até mesmo de padrões vagamente similares e na extração de conclusões apropriadas. Alguns estudos constataram que lidamos melhor com as situações quando sabemos algo sobre elas de antemão, quando reconhecemos ao menos parte de um padrão que já vimos antes, o que tende a ocorrer mais num cérebro de meia-idade do que mais jovem.

– É espantoso como o cérebro é capaz de reconhecer padrões – diz Gabrieli. – E, sobretudo na meia-idade, temos pequenos declínios, mas obtemos ganhos *enormes* – acrescenta, referindo-se a essa capacidade de discernir ligações.

Em nosso mundo pessoal, embora possamos não dar valor a isso, é frequente termos a sensação de que somos capazes de discernir padrões e apreender conceitos subjacentes com maior facilidade. Elkhonon Goldberg, professor de neurologia da Faculdade de Medicina da Universidade de Nova York, chama esses padrões cerebrais estabelecidos de "moldes cognitivos" e crê que eles estão por trás da capacidade do cérebro maduro de prever e administrar melhor a vida. Não faz muito tempo, em sua "meia-idade madura" de 57 anos, Goldberg resolveu avaliar seu próprio cérebro, e os resultados foram bastante bons. Com efeito, como escreve em *O paradoxo da sabedoria*, ele começou a perceber que, embora pudesse ter mais dificuldade com exercícios mentais cansativos, era cada vez mais capaz de uma espécie de "mágica mental":

> Tem acontecido em minha mente algo muito intrigante, que não acontecia no passado. Com frequência, quando me deparo com o que, visto de fora, parece um problema desafiador, a opressiva computação mental é como que contornada, tornando-se, como num passe de mágica, desnecessária. A solução aparece sem esforço, com perfeita coerência, aparentemente por si só. ... Pareço ter aumentado minha capacidade de discernir de forma instantânea e quase injustamente fácil. ... Será isso, porventura, aquele cobiçado atributo, ... a sabedoria?

Quando um cérebro mais velho se depara com novas informações, talvez leve mais tempo para assimilá-las e utilizá-las bem. Todavia, diante de informações que de algum modo – mesmo de um modo pequeníssimo – se relacionem com o já sabido, o cérebro de meia-idade trabalha mais depressa e com mais inteligência, discernindo padrões e saltando para a conclusão lógica.

Uma amiga minha, que é médica há mais de trinta anos, disse que agora é comum poder avaliar instantaneamente as situações, o que torna mais fácil propor soluções eficazes:

– Agora, quando entro numa sala de hospital, já há muitas coisas na minha cabeça. Ainda posso me surpreender, mas, em uma porção de casos, consigo prever o que vai acontecer, e isso ajuda muito a descobrir o que fazer e o que vai funcionar melhor.

## A essência de tudo

De muitas maneiras, é claro, tudo isso é bastante parecido com o que costumamos chamar de intuição ou faro. Os neurocientistas não gostam de usar palavras desse tipo. Preferem o termo *essência*.

Definida em sentido lato, a essência é a capacidade de compreender – e recordar – os grandes temas subjacentes. Nesse aspecto, outra vez, ficamos mais competentes na captação do panorama geral, por causa da natureza intrínseca do modo como nosso cérebro funciona.

Uma série de estudos intrigantes mostrou que, à medida que envelhecemos, é mais fácil o cérebro apreender uma ideia principal e, além disso, recordá-la melhor. Se dermos a uma criança uma lista de frutas – maçã, pera, banana, uva, por exemplo –, ela se sairá otimamente na hora de recitar a lista *ipsis litteris*. Mas, a partir de algum ponto na adolescência – provavelmente graças à eliminação natural das conexões cerebrais pouco usadas e ao correspondente aperfeiçoamento do cérebro –, passamos a nos concentrar menos em unidades individuais e a buscar grupos. Na meia-idade, é fácil reconhecermos categorias amplas.

– A memória literal começa a declinar depois da fase do adulto jovem, mas a "memória de essência" permanece intacta e vai melhorando até mesmo na idade muito avançada – disse Valerie Reyna, neurocientista da Universidade Cornell que fez alguns dos estudos mais amplos nessa área.

Outro estudo recente, em moldes similares, constatou que, à medida que os médicos adquiriam mais experiência e se tornavam mais precisos na tomada de decisões médicas sobre as doenças cardiovasculares, por exemplo, eles passavam a tomar decisões, como minha amiga médica, menos baseadas num processo trabalhoso de montagem dos dados recordados do que na essência – no faro –, mudança esta que tornava mais simples e mais rápido chegar a conclusões.

– Quando o indivíduo tem grande conhecimento de um assunto, ele pode inferir, em vez de lembrar – disse-me Reyna. – Além disso, porém, a natureza do raciocínio, do discernimento e das decisões se altera. A pessoa usa a essência para chegar ao xis da questão com mais eficiência, reduzindo a necessidade de depender da memória para que ela forneça os detalhes.

De certo modo, em termos evolutivos, faz sentido que o cérebro se estruture dessa maneira. Confrontados com vastas savanas de estímulos, os indivíduos que reunissem rapidamente todos esses estímulos – odor, ruído, movimento – para compreender o cenário geral teriam mais probabilidade de sobreviver, com certeza, do que os que se concentrassem em pequenas mudanças na coloração das folhas no chão. Mesmo no mundo atual, esse talento se revela proveitoso. É muito útil – e os estudos o confirmam – saber desde logo que um vendedor, por exemplo, dificilmente nos dará as informações de que realmente precisamos. Sabemos que será preciso obter uma imagem mais ampla. E, à medida que envelhecemos, ficamos mais aptos a enxergar além do óbvio, em parte graças ao modo como o cérebro se desenvolve.

– Ao envelhecermos – disse Reyna –, faz sentido confiarmos na parte da nossa memória que é mais bem preservada, e uma parcela disso é a essência.

Linda Fried, diretora da Faculdade Mailman de Saúde Pública da Universidade Columbia e especialista de longa data no envelhecimento, afirma que a capacidade de discernir o panorama geral também pode fomentar a criatividade. Ficamos mais propensos a unir fios díspares para criar um novo todo:

– Ao envelhecer, podemos recorrer aos conhecimentos objetivos, à experiência de vida e, quem sabe, até à intuição, e tudo isso se integra e podemos ser mais criativos e solucionar problemas complexos, que não resolveríamos quando éramos mais jovens. Acho que melhoramos até no reconhecimento desses problemas, para começo de conversa. Só ao ficarmos mais velhos é que temos a paciência, a força e a disposição de ir atrás das grandes questões essenciais.

De fato, algumas pessoas observaram esse tipo de integração cerebral, ou sabedoria, com os próprios olhos – ou, pelo menos, pelos olhos de um aparelho sofisticado de neuroimagem. Na safra atual de caçadores da sabedoria, um dos mais apaixonados, George Bartzokis, neurocientista da Ucla, acredita que, como quer que o denominemos – discernimento, mestria, sabedoria, magia –, isso se dá muito naturalmente, à medida que o cérebro entra na meia-idade. E talvez seja o que garante aos seres humanos sua superioridade.

Como um grego cheio de vida e autoconfiante que passou boa parte da infância em campos de refugiados na Romênia antes de se mudar para os Estados Unidos, Bartzokis lembra-se de ter visto documentários sobre a natureza quando era pequeno e de ter-se perguntado: por que somos tão diferentes, digamos, dos chimpanzés? Visto que compartilhamos quase 98% do nosso DNA com eles, nossos parentes mais próximos, o que responde pela diferença?

Nosso cérebro é maior em algumas áreas, principalmente nos lobos frontais. Mas o que há no interior do cérebro humano que faz essa região cerebral funcionar tão melhor que a do chimpanzé? Na verdade, outros animais – golfinhos e elefantes – têm o cérebro proporcionalmente maior que o nosso. Então, o que acontece?

Está claro que grande parte da nossa vantagem humana provém não apenas dessa ou daquela parte do cérebro, mas também de um amplo sistema de conexões – redes neurais que se constroem e se fortalecem, permitindo que guardemos na cabeça, digamos, a imagem de todo um sistema de controle do tráfego aéreo.

## O isolamento da rede

Mas, embora essas redes básicas – a massa cinzenta – sejam cruciais, talvez seja aquilo que as mantém unidas – a massa branca – que nos dê nossa verdadeira vantagem. Nenhum outro animal tem nada que se aproxime da quantidade de massa branca que possuímos. Há quem acredite, como Bartzokis, que foi tão somente a quantidade dessa substância que nos permitiu desenvolver habilidades tão complexas quanto a linguagem, por exemplo.

A massa branca é feita de mielina – o gorduroso revestimento externo de nossos trilhões de fibras nervosas. Ela age como um isolante num cabo e permite que as conexões funcionem. Os sinais se deslocam mais depressa e têm menos probabilidade de escapar de uma fibra cerebral que tenha sido revestida de mielina. Essa camada de gordura, acredita Bartzokis, é o que faz a orquestra inteira tocar junto – e atingir seu crescendo cognitivo – na meia-idade.

Num estudo de 2001, depois de fazer exames de imagem no cérebro de setenta homens de dezenove a 76 anos de idade, Bartzokis constatou que, em duas áreas cruciais do cérebro, os lobos frontais e os lobos temporais – a região dedicada à linguagem –, a mielina continuava a aumentar pela meia-idade afora, atingindo seu pico, em média, por volta dos cinquenta anos, e, em alguns casos, continuando a crescer até a casa dos sessenta. O estudo respaldou resultados de anos atrás, obtidos por cientistas como Frances Benes, de Harvard, que havia medido cuidadosamente a mielina dos cérebros que obtivera num necrotério próximo. Benes também havia constatado que a mielina continuava a aumentar com a idade, e ela também havia sugerido ser muito possível que isso fosse o que chamava de "sabedoria da meia-idade".

Como é possível que um revestimento de gordura faça isso? Não há dúvida de que a mielina é crucial no cérebro. À medida que este se desenvolve na infância, e que os neurônios do córtex motor são revestidos de mielina, a criança torna-se mais coordenada, suas mãos ficam mais habilidosas. Quando esse revestimento começa a degenerar, em doenças como a esclerose múltipla (EM), por exemplo, a pessoa pode perder o controle de funções vitais, como o equilíbrio.

O isolamento permite que o neurônio se recupere mais depressa, depois que os sinais são transmitidos, e se apronte para enviar o sinal seguinte com mais rapidez, o que dá às células cerebrais o que Bartzokis chama de "banda larga", e aumenta sua capacidade de processamento em assombrosos 3.000%. Essencialmente, isso nos deixa "conectados" e permite uma visão mais integrada e abrangente do mundo.

E essa mielinização não acontece da noite para o dia. É um processo. Vamos construindo camadas de mielina, cuja arquitetura depende, em parte, de como usamos o cérebro. A mielina é produzida pela neuróglia cerebral, que é um conjunto de células que aderem aos neurônios e que, durante muitos anos, foram ignoradas pela ciência (embora tenha havido um alvoroço de entusiasmo, alguns anos atrás, quando, uma vez examinado o cérebro de Einstein, os cientistas descobriram que ele tinha muito mais células da neuróglia do que as normalmente encontradas nas áreas lógicas do cérebro).

Num dado momento, um tipo de célula neuroglial chamada oligodendrócito projeta tentáculos compridos, que começam a envolver o braço do neurônio, ou axônio, em mielina gordurosa. Esse envolvimento continua, criando algo parecido com cordões de salsicha. Com velocidades um pouco diferentes, todos avançamos por esse processo de mielinização. Há alguns indícios de que as mulheres são melhores mielinizadoras do que os homens.

E vários estudos recentes confirmam que a mielina, apesar de ser parcialmente determinada por nossa constituição genética, também se adensa e se torna mais eficiente com o uso propositado. À medida que Michael Jordan ia fazendo cesta após cesta enquanto crescia, por exemplo, é muito provável que seus neurônios dos arremessos no basquete tenham recebido mais e mais camadas de mielina. Mais mielina significa sinais cerebrais melhores – e melhores arremessos, no caso dele.

– Você pode ter quantos dendritos [ramificações das células cerebrais] quiser, mas precisa interligá-los, e para isso tem de ter velocidade e largura de banda: você precisa de mielina – disse Bartzokis. – É ela que nos torna humanos.

Em alguns casos, pequenos segmentos de mielina podem começar a se deteriorar na faixa dos quarenta anos – na verdade, por ser um acréscimo evolutivo relativamente tardio, ela é particularmente vulnerável às toxinas. Sua deterioração pode levar a declínios em áreas cognitivas. Mas, ao longo dos quarenta e dos cinquenta e, se tivermos sorte e boa saúde geral, depois deles, temos também um processo eficiente de restauração mielínica. Enquanto esse trabalho de manutenção não se desarticula, há um *aumento* líquido da mielina, que avança pelos sessenta adentro, especialmente na área crucial dos lobos frontais.

Esse aumento geral da mielina, acredita Bartzokis, é a "biologia cerebral que está por trás de nos tornarmos sábios adultos de meia-idade". Sábios adultos *humanos* de meia-idade.

– Ele se desenvolveu porque, para nós, era uma vantagem evolutiva contar com adultos sensatos por perto, que não abandonassem os filhos aos leões – disse Bartzokis. – Nas tribos, as pessoas de meia-idade aprenderam a controlar seus impulsos e a não despachar todos os filhos para serem mortos em guerras estúpidas, por exemplo, e isso fez delas líderes melhores.

E acrescentou:

– De certo modo, isso é algo que sempre soubemos, mas agora a ciência pode demonstrar. Veja a Constituição. Ela diz claramente que não se deixe chegar ao cargo de presidente ninguém que não tenha pelo menos 35 anos de idade. Os autores desse documento não eram bobos. Olharam em volta e disseram: "Ei, não podemos deixar ninguém tão jovem ser presidente." Eu mesmo estou agora com cinquenta anos e constato que olho para as coisas com uma visão muito mais ampla. Vejo o panorama geral com mais facilidade. Essa é a maturidade assombrosa, admirável, do cérebro da meia-idade. Isso é sabedoria.

# 5. A metade em movimento

## A conspiração da crise da meia-idade

Nossa versão atual da meia-idade é nova. Na verdade, o estudo dessa faixa etária é tão recente, como me disse um cientista, que "é como pesquisar a física nuclear, algo que simplesmente não existia antes".

Curiosamente, nos últimos anos, ao recebermos essa fatia mais grossa de maturidade, ela veio carregada de um travo amargo. Embora as abordagens iniciais não necessariamente usassem a linguagem ou os instrumentos da biologia do cérebro, elas procuravam caracterizar a situação da mente da meia-idade. E essa situação, segundo as primeiras conclusões, não era favorável. Por razões que ainda me deixam meio perplexa, uma notícia que deveria ter sido acolhida com esperança – maior longevidade, com um período intermediário mais extenso – parece, em vez disso, ter-nos feito entrar em parafuso. Não foram apenas John Updike e Gail Sheehy. Eles receberam seus sinais de cientistas como o psicólogo Erik Erikson, que resolveu que, para transitarmos de uma etapa da vida para outra, tínhamos de passar por uma crise psicológica inquietante e grave.

### A crise da meia-idade

E então, para dar asas a essa ideia, apareceu Elliott Jaques, considerado o pai da Crise da Meia-idade. E não é que ele a estivesse *atravessando*. Na verdade, Jaques teve uma carreira longa e destacada como psicólogo organizacional, sendo conhecido por seus estudos minuciosos da eficiência humana. No entanto, quase que numa atividade paralela, ele notou que os pintores – pelo menos uma amostra arbitrária de artistas que foi objeto de seus estudos – pareciam mudar de estilo ao chegarem ao ponto intermediário da vida, e alguns passavam a usar tons mais sombrios. Para Jaques, a maturidade, com sua consciência crescente da mortalidade, trazia principalmente um profundo sentimento de perda e depressão.

"O que é simples do ponto de vista da cronologia, entretanto, não é simples no plano psicológico", escreveu ele na conclusão de seu estudo sobre os pintores. "O indivíduo parou de crescer e começou a envelhecer", disse, e acrescentou sua convicção de que é a "inevitabilidade da própria morte futura que constitui a característica central e crucial da fase intermediária".

Por mais incrível que se afigure, o pequeno estudo de Jaques sobre um punhado de pintores selecionados ao acaso, em 1965, parece ter gerado quase que um culto da ideia da crise da meia-idade, concepção que penetrou na cultura popular, graças não apenas a Gail Sheehy, em seu livro *Passagens*, mas também a um ex-professor de psicologia de Yale, Daniel Levinson, que, no livro *The Seasons of a Man's Life* [Os ciclos da vida do homem], falou de seu próprio pretenso estudo de homens de meia-idade:

> Na meia-idade, o homem sofre uma perda da vitalidade juvenil e, não raro, um insulto a seu orgulho narcísico da juventude. ... Embora não esteja literalmente perto da morte nem sofrendo um grave declínio do corpo, é típico ele vivenciar essas mudanças como uma ameaça fundamental. ... Lidar com a própria mortalidade significa que o homem tem de fazer o luto do eu agonizante da juventude ... tem de vivenciar um certo grau de crise e desespero. ... Para um grande número de homens, a vida em seus anos intermediários é um processo de estagnação gradativa ou acelerada, de alienação do mundo e deles mesmos.

Mas o livro de Levinson, publicado em 1978, baseou-se em apenas quarenta homens, especificamente selecionados pelo próprio autor. Com base nessa amostra minúscula, ele situou o que denominou "Transição da Meia-idade" entre os quarenta e os 47 anos, e concluiu que, "para a maioria dos homens, ... esse período evoca lutas tumultuadas no interior do eu e com o mundo externo. A Transição da Meia-idade é uma época de crise moderada ou grave. Todos os aspectos da vida são questionados e os homens se horrorizam com muito do que vem a se revelar. Ficam cheios de recriminações a eles mesmos e aos outros".

Mas, embora Levinson ainda seja lido até hoje, e continuem a ser produzidos filmes e artigos de revistas sobre as crises da meia-idade, faz muito tempo que essa ideia foi descartada nos círculos acadêmicos.

Com efeito, à medida que começaram a chegar os resultados dos estudos longitudinais, a imagem da meia-idade virou de pernas para o ar, e a ideia de uma crise previsível ou comum nessa fase intermediária da vida – por mais que faça parte do pensamento popular – revelou-se um mito. Pesquisas mais rigorosas pintaram um retrato do envelhecimento em geral e da meia-idade em particular muito diferente de nossas crenças amplamente difundidas.

E, o que é ainda mais importante, com os novos instrumentos, podemos agora examinar o interior do cérebro para ver o que de fato acontece enquanto pensamos, sentimos e envelhecemos. Podemos observar a amígdala, o córtex e o hipocampo em tempo real.

E, como disse a psicóloga Laura Carstensen, de Stanford, "não há nenhuma, absolutamente nenhuma comprovação empírica de uma crise da meia-idade".

Em 1999, por exemplo, um dos maiores estudos sobre a maturidade, e na época o único – a Rede de Pesquisas da Fundação MacArthur sobre o Desenvolvimento Bem-sucedido na Meia-idade, que prossegue até hoje –, não encontrou prova alguma de que houvesse crises com mais frequência nessa fase do que em qualquer outra faixa etária. Na verdade, esse estudo de dez anos sobre quase 8 mil norte-americanos constatou que apenas 5% deles relataram algum tipo de trauma na meia-idade, e se tratava, de modo geral, de pessoas que haviam sofrido traumas ao longo de toda a vida.

Ao contrário, entre os 35 e os 65 anos de idade e, em particular, entre os quarenta e os sessenta anos, todos os sujeitos, sem distinção, relataram um maior sentimento de *bem-estar*. As mulheres disseram ter descoberto que a menopausa não era o mar de suores e tristezas que lhes haviam retratado, e sim "um alívio". A maioria sentia-se produtiva, empenhada em atividades significativas, e tinha uma sensação de maior controle da própria vida, incluindo aí o casamento, que também era relativamente feliz.

É verdade que, na maturidade, a maioria das pessoas reconhece viver um grau razoável de tensão. Mas, numa constatação que contraria o que pensávamos saber sobre a meia-idade, quase todas as pessoas desses estudos maiores e mais sofisticados afirmam não apenas estar enfrentando a tensão, como dizem que o próprio enfrentamento faz com que se sintam bem a seu respeito. Como afirmou um pesquisador, na maturidade estamos "equipados para a sobrecarga".

"A razão de as pessoas na meia-idade terem esses estressores é que, na verdade, elas exercem um controle maior do que antes ou depois sobre sua própria vida", declarou o psicólogo David M. Almeida, da Universidade Estadual da Pensilvânia, ao serem relatados pela primeira vez os resultados do estudo da Fundação MacArthur. "Ao descreverem esses estressores, as pessoas costumam falar em termos de enfrentamento do desafio." Resumindo, o pesquisador Ronald Kessler, de Harvard, um dos diretores do levantamento sobre a meia-idade, disse apenas: "Os dados mostram que a meia-idade é a melhor época da vida."

E as boas notícias não param por aí. Mais recentemente, outro estudo menor, que acompanhou a vida de um grupo de mulheres desde que elas frequentavam o último ano do curso no Mills College, na Califórnia, em 1958, chegou a conclusões similares. Em 2005, os pesquisadores Ravenna Helson e Christopher J. Soto, da Universidade da Califórnia em Berkeley, relataram que, depois de colher dados por mais de quarenta anos, ficou claro que, quando as mulheres entravam na meia-idade, seu humor melhorava, em vez de piorar. Ao mesmo tempo, de acordo com Soto, elas também "se tornavam mais confiantes, assertivas e responsáveis".

As mulheres tinham mais autoestima, e seus estados de ânimo – bem como sua capacidade de regular as emoções de modo geral – pareciam atingir o pico por volta dos 52 anos e se manter firmes por um bom tempo, depois disso. E mais, à medida que os filhos saíam de casa e elas dispunham de mais tempo nas mãos, longe de perambularem de um cômodo vazio para outro, arrasadas, elas "aproveitavam esse tempo para fazer coisas novas e interessantes", no dizer de Soto.

Pesquisador ainda relativamente jovem, em seus 29 anos, Soto me disse haver achado tudo isso muito animador:

– Na minha geração, crescemos nessa cultura que dá grande valor à juventude, e existem uns marcadores que mostram que você já está descendo ladeira abaixo. Por isso, é bom ver que, quando de fato se examina a vida de pessoas reais, elas continuam a melhorar mais e mais pela meia-idade afora.

Soto também admitiu que, se não estivesse tão empenhado em descobrir essas coisas de maneira rigorosamente científica, poderia ter recebido uma deixa sobre todo esse assunto de sua própria mãe, que, aos 57 anos, está vivendo uma fase esplêndida. Depois de criar três filhos, voltou a estudar na Espanha, concluiu seu mestrado em espanhol, começou a lecionar no curso secundário e na faculdade local e, com o pai de Soto, leva uma vida social muito mais ativa do que antes. Os dois tiveram a sorte de conservar a saúde geral e psíquica.

– Pode ser que, pelo fato de as pessoas estarem não apenas tendo uma vida mais longa, mas também se encontrarem em muito melhor forma, física e mentalmente, a vida simplesmente melhore – disse Soto.

E não são só as mulheres. Num estudo que durou 22 anos sobre quase 2 mil homens, encerrado em 2005, Daniel K. Mroczek, psicólogo da Universidade Purdue, constatou, depois de controlar as variáveis da saúde, estado civil e renda, que a satisfação com a vida chegou ao auge, de fato, aos 65 anos.

Por sua vez, Mroczek também defende a teoria de que ficamos mais felizes ao envelhecer, predominantemente, porque nosso cérebro aprende a regular melhor as emoções:

– Francamente – disse ele –, creio que reformamos a fiação do cérebro ao ficar mais velhos. A pessoa aprende a lidar com as coisas. Isso se relaciona com o tempo, mas é inconsciente. Num certo nível, o cérebro decide encarar o mundo de outra maneira.

Não há dúvida de que aquilo que fazemos – nosso estilo de vida – altera nosso cérebro. Embora se tenha aceitado durante anos, como se fossem as Escrituras Sagradas, a ideia de que o cérebro era basicamente uma coisa estanque ao atingir a idade adulta, esse evangelho foi abandonado. Desde que um pesquisador canadense levou para casa seus ratos de laboratório adultos, deixou-os correrem soltos, e depois constatou que eles eram consideravelmente mais inteligentes do que as cobaias deixadas em suas gaiolas maçantes, a neurociência derrubou sistematicamente a ideia de que o cérebro adulto não pode alterar sua estrutura nem melhorar seu funcionamento. Ele pode e o faz. As coisas que fazemos modificam a arquitetura do cérebro. Chama-se a isso *neuroplasticidade*, e ela é o esteio de tudo que sabemos hoje sobre o cérebro.

Os cérebros animais e humanos são maleáveis, mutáveis. Experimentos feitos com ratos, cães e macacos descobriram que os que se encontram em "meios enriquecidos e estimulantes" (o que significa, para um rato, brinquedos e parceiros na gaiola) acabam tendo o cérebro maior, com mais conexões, e são, em todos os testes imagináveis, muito mais inteligentes do que os que levam uma vida insípida e solitária.

Também nos seres humanos, existem hoje amplos indícios de que o cérebro adulto se reorganiza e continua a se desenvolver. Nosso cérebro evoluiu para ser o mais ágil possível. Como ele não necessariamente sabe em que tipo de ambiente se descobrirá ao longo do percurso, tem que ser capaz de se adaptar para sobreviver. Estudos hoje famosos sobre taxistas e violinistas profissionais londrinos descobriram que suas áreas cerebrais dedicadas ao raciocínio espacial (taxistas) ou à manipulação de cordas (violinistas) tornaram-se maiores, à medida que os taxistas dirigiram pelas ruas de Londres ou que os músicos tocaram. Voltaremos a essa ideia e ao tema geral da neuroplasticidade na segunda parte do livro.

## Ninho vazio de quem?

Em certos sentidos, é fácil compreender por que tivemos uma imagem equivocada da meia-idade durante tanto tempo. Como já mencionei, nunca havíamos nos deparado especificamente com esse problema. E, de fato, aquele outro grande mito da meia-idade – a síndrome do ninho vazio – também é hoje predominantemente considerado uma ficção.

Todos os anos, Karen L. Fingerman, agora com 41 anos, também psicóloga da Universidade Purdue, inicia suas aulas perguntando aos calouros como eles acham que seus pais estão, agora que os filhos foram para a faculdade. Todos os anos, os estudantes dizem que os pais devem estar "arrasados" com sua ausência.

Nada poderia estar mais longe da verdade, entretanto. Quando a ciência realmente examinou como ficavam os pais depois de os filhos irem embora, os pesquisadores descobriram que eles passavam muito bem.

Mais uma vez, admito que também caí na história do ninho. Não faz muito tempo, fui a uma reunião de um grupo de leitura do qual participava fazia anos. Quase todas as mulheres do grupo tinham filhos um pouco mais velhos do que as minhas filhas, e que tinham ido embora para a faculdade havia pouco tempo. Esperei encontrar o grupo numa fossa terrível. Em vez disso, as mulheres estavam reclamando da *frequência* com que os filhos telefonavam:

– Tive que dizer a minha filha que parasse de telefonar para o meu trabalho, porque eu tenho coisas para fazer – disse uma delas. As mulheres sentiam saudade dos filhos e adoravam revê-los quando eles iam para casa, mas como, nas palavras de uma das mães, a garotada estava "fazendo o que é para fazer", os pais sentiam-se bem, não mal. Sentiam-se orgulhosos, e estavam ocupados.

– Síndrome do ninho vazio? – disse outra. – Hum! Sinto falta deles, é claro. Mas tenho *muito* que fazer.

Na verdade, em sua própria pesquisa, foi exatamente isso o que Fingerman descobriu, ao lado de outros que examinam a mesma área. Estudando mães e filhas, ela constatou que ambas parecem sair-se melhor depois de ficarem sob tetos diferentes, mesmo que um deles seja de um dormitório estudantil. Sentem-se contentes com o que fazem e, "fora toda aquela tensão da adolescência", ficam também muito mais contentes uma com a outra:

– Algumas moças de vinte e poucos anos chegam a se expressar em termos poéticos sobre o bom relacionamento que mantêm com os pais – disse Fingerman.

Com certeza, pode haver certa melancolia ao descobrirmos nossa casa sem a grande energia e o entusiasmo exuberante dos adolescentes em fase de crescimento, mas a *síndrome* do ninho vazio foi inventada simplesmente porque, no dizer de Fingerman, de algum modo a cultura popular precisava de um "equivalente feminino" da crise da meia-idade, que se voltava sobretudo para os homens.

Todavia, ninguém jamais pôde constatar cientificamente uma verdadeira síndrome do ninho vazio. Ao contrário, mesmo entre as mulheres que dedicam todo o seu tempo à criação dos filhos, os estudos depararam sobretudo com uma "enorme satisfação" quando os filhos se tornam independentes:

– Essas mulheres sentem que fizeram um bom trabalho e, de repente, têm liberdade para fazer coisas novas. E se sentem muito bem – disse Fingerman.

Há na psicologia uma tendência a compartimentalizar toda sorte de eventos da vida. Mas por que alguns são destacados, e outros não, é um mistério. Quando conversei com Fingerman, ela acabara de deixar o filho no jardim de infância pela primeira vez, e se perguntava por que não havia um termo para isso: a "Síndrome do Primeiro Filho no Jardim de Infância". Ou então, ao ouvir seus colegas se afligirem com os filhos de dezesseis anos que haviam tirado a carteira de motorista recentemente e estavam dirigindo no inverno, perguntou:

– Por que não temos um rótulo para isso: a "Síndrome dos Pais de Filhos que Dirigem na Neve"?

Na maturidade, com efeito, a volatilidade diminui, porque há mais coisas resolvidas. Ao olhar para seus próprios alunos na casa dos vinte anos, diz Fingerman, ela vê consideravelmente mais depressão e agitação do que entre os pares de seu grupo etário:

– Eles são mais emotivos, e as coisas simplesmente são mais pesadas na sua vida. É natural. Tudo pode correr mal para mim, talvez eu não consiga financiamento para uma bolsa, mas veja, eu tenho estabilidade, continuo empregada. Para os jovens, as incógnitas são inúmeras e as circunstâncias ruins podem parecer enormes. À medida que vamos envelhecendo, realmente acredito que melhoramos nossa regulação dos afetos. Podemos aprender a evitar as situações de grande tensão. Simplesmente ficamos melhores nisso.

Há outros benefícios do ninho vazio que eu mesma nem sequer havia considerado, mas que, pensando bem, também são verdadeiros. Victoria Bedford, uma psicóloga da Universidade de Indianápolis, constatou que, quando os filhos saem de casa, é comum os pais descobrirem um ponto positivo inesperado: eles restabelecem as relações com os irmãos. É como se, depois de levarem uma vida muito agitada, as pessoas olhassem em volta e dissessem: "Ei, eu sei que tenho um irmão por aí, em algum lugar!"

Como disse Bedford:

– Isso se aplica a homens e a mulheres. As relações com os irmãos são sempre importantes, mas, quando os filhos se vão, a pessoa tem a vida mais estável e dispõe de tempo para se ligar aos irmãos. E descobrimos que realmente faz isso.

Quando pensei no assunto, dei-me conta de que isso também havia acontecido na minha própria vida. Fazia muitos anos que eu morava em Nova York, bem longe do lugar onde cresci, a Califórnia, e meu irmão mais velho estava em Phoenix. Nós nos víamos uma vez por ano, mas ele vivia ocupado como professor e treinador, e eu, ocupada com os jornais. Então, como muitas vezes acontece, quando nosso pai estava no final da vida na Califórnia, meu irmão e eu passamos dias e noites no hospital e, em seguida, esvaziando e vendendo uma casa. Isso me lembrou que meu irmão é uma das pessoas mais agradáveis e divertidas que conheço, e eu me dei conta de quanto sentia sua falta. Desde então, trocamos e-mails o tempo todo, ele telefona para minhas filhas e procuramos visitar-nos com mais frequência. Como a última vez que tive grande intimidade com meu irmão foi quando brigávamos no banco traseiro do carro, nas viagens em família, essa relação fraterna adulta tem sido uma das melhores coisas que aconteceram na minha vida da meia-idade.

Aos 61 anos, Bedford relata não ter abatimentos por causa do ninho vazio e não conhecer nenhuma outra pessoa que os tenha. Uma de suas filhas, diz ela, foi uma "adolescente terrível", e agora as duas têm "um relacionamento maravilhoso. Os filhos tornam-se mais parecidos com amigos nossos, e isso é ótimo. Não há dúvida de que sou mais feliz agora, na maturidade. E não vi ninguém perturbado por causa de um ninho vazio. Nem um pouquinho."

Então, por que as ideias depressivas anteriores persistiram por tanto tempo? Será que as teorias das crises da meia-idade, com seus Porsches vermelhos e suas jovenzinhas bonitas, não passavam, como insistiu um pesquisador, de "uma fantasia coletiva de homens brancos *para* homens brancos"?

Carol Ryff, que dirige o levantamento da Fundação MacArthur sobre a meia-idade, diz que essa crise provavelmente se aplicou apenas a um pequeno grupo de homens, por um breve espaço de tempo – os que haviam regressado da Segunda Guerra Mundial, corrido precipitadamente para a família, a casa e os filhos e, um dia, depois de pegarem o trem das 7h05 durante vinte anos, tinham acordado e se perguntado o que estavam fazendo.

– Talvez tudo isso tenha sido verdade para um grupo muito reduzido – disse-me Ryff. – Trata-se de homens que sofreram uma ruptura na vida. Eles foram para uma guerra que interrompeu sua carreira e seus outros interesses, depois voltaram e se atiraram nas coisas. Achavam que era preciso descontar o atraso do casamento e do emprego. E depois, ao chegarem aos cinquenta anos, olharam em volta e indagaram: "Puxa, será que essa é mesmo a vida que eu queria?"

Na verdade, é surpreendente ver como é frágil a comprovação – científica, biológica ou empírica – dessas sólidas convicções que se insinuaram em nossas histórias de vida. A primeira referência que encontrei à síndrome do ninho vazio veio de um pequeno estudo-piloto publicado em junho de 1966 no *American Journal of Psychiatry*. O estudo, chamado "O ninho vazio: Aspectos psicológicos do conflito entre mulheres deprimidas e seus filhos criados", baseou-se em dezesseis mulheres cujos filhos tinham saído de casa e que estavam deprimidas. E seus autores resolveram que havia pelo menos uma "relação temporal" entre essas duas coisas. Escreveram eles:

> Em nossas pacientes deprimidas, a interrupção da criação de filhos pareceu influenciar o conteúdo dos sintomas apresentados e, no caso das mulheres

> que haviam concluído as funções ligadas à criação dos filhos, quase sempre havia certo grau de conflito entre elas e os filhos adultos. Com base nessas observações, encarregamo-nos de estudar a síndrome do ninho vazio, definida como a associação temporal entre a depressão clínica e a cessação da criação de filhos.

Mas essas pacientes eram não apenas um grupo minúsculo, como também estavam longe de ser representativas. Para começar, todas estavam tão deprimidas que tinham sido hospitalizadas no Centro de Saúde Mental de Massachusetts. As que apresentavam sintomas mais graves, como admitiram os pesquisadores, eram todas "nascidas no exterior ou norte-americanas de primeira geração, muito apegadas às tradições de seus países de origem e que, em média, só haviam concluído nove anos de escolaridade. Tinham se casado ainda na adolescência e, no plano social, eram muito retraídas, sem nenhum ou com poucos amigos ou interesses fora de casa".

A partir dessa amostra distorcida, que os próprios autores declararam não fornecer comprovação de nada, gerou-se essa ideia do ninho vazio, que se recusou a morrer – durante décadas. A primeira referência que encontrei a ela na literatura popular surgiu num artigo de 1972 na *Ladies' Home Journal*, numa entrevista feita na Casa Branca com Pat Nixon, que apareceu servindo de modelo de roupas da primavera. A reportagem dizia que Pat "gosta de adotar uma abordagem positiva" e que "nem mesmo a síndrome do ninho vazio parece tê-la atingido. Ela parece sinceramente radiante com o casamento das duas filhas". À sua maneira, Pat Nixon estava simplesmente expressando o que a ciência de hoje confirma. Na meia-idade, quando temos a sorte de ser saudáveis e alertas, começamos a adotar uma abordagem decididamente positiva – tal como Pat.

## A influência nociva da cultura da juventude

Mas os mitos antigos são difíceis de eliminar, e a nossa cultura atual também não ajuda. Richard A. Shweder, da Universidade de Chicago, na tentativa de explicar por que recebemos uma visão tão amarga de nosso caminho pela vida, atribuiu uma parcela considerável da culpa a nossa sociedade ocidental, que continua a frisar o "declínio mental e físico".

Num maravilhoso livro de ensaios intitulado *Welcome to Middle Age! (And Other Cultural Fictions)* [Bem-vindos à meia-idade! (E outras ficções culturais)], Shweder assinalou que, em outras culturas, a maturidade adulta não é definida por "dores nas costas", e sim marcada pela elevação do status, à medida que as pessoas conquistam "posição familiar e responsabilidades sociais". Em muitas famílias indianas, diz ele, referindo-se em parte a seu próprio trabalho e ao de Usha Menon, da Universidade Drexel, nem sequer existe um conceito de meia-idade, tampouco uma palavra para designá-la. Em vez disso, há a palavra *prauda*, que significa "maturidade adulta, a qual começa quando a mulher casada assume a direção da extensa família, e termina quando ela entrega a terceiros o controle e a responsabilidade social".

Uma das ensaístas mais interessantes de Shweder, Margaret Gullette, pesquisadora-residente da Universidade Brandeis, acredita que, na nossa cultura, continuamos vítimas da "ideologia do declínio", que "desaba feito chuva sobre nós".

Deixamo-nos ser "envelhecidos pela cultura", ensinados a pensar na nossa vida simplesmente de um modo "classificado pela idade", com base na ideia equivocada de que "o corpo entra em falência na meia-idade, e essa falência corporal é mais importante que qualquer outra coisa", enquanto os aspectos positivos do envelhecimento, tais como "a maturidade, a competência, a compaixão etc.", não são "codificados como associados à idade".

Na opinião dela, essas ideias persistem sobretudo por serem convenientes aos que desejam manter-nos comprando "cremes contra rugas".

"A ideologia do declínio na meia-idade", escreve Gullette, atua no sentido de "nos encerrar na insegurança, no constrangimento, na vergonha, na humilhação e no desespero. Ela fomenta o narcisismo. Ao aprender a se concentrar num corpo 'envelhecido', o sujeito de meia-idade no século XX aprende quanto está isolado e desamparado."

E, ainda que pareça meio drástico, isso é perfeitamente compreensível para muitas pessoas com quem falei e que estão passando pela meia-idade no século XXI.

Por exemplo, Susan Nowlin, de Bloomington, no estado de Indiana, diz que, quando chegou à meia-idade, foi como se o mundo tivesse uma agenda previamente organizada para ela: ao chegar aos sessenta anos, ela achou que deveria aposentar-se como professora, porque era nisso que "a cultura insistia". Na ocasião, porém, as leis foram modificadas em seu município e ela não pôde se aposentar – o que foi a melhor coisa que poderia ter-lhe acontecido.

Aos 61 anos, Nowlin continua a ensinar inglês a 150 alunos do curso médio em Bloomington. Caminha 35 minutos por dia, comprou recentemente um DVD para aprender a fazer levantamento de peso, joga bridge e planeja escrever um romance. E, quando não está praticando nenhuma dessas atividades, sai para jantar fora e ir ao cinema com o marido, um psicólogo organizacional de 63 anos, e os dois, nas palavras dela, "rimos muito e nos divertimos à beça".

Para Nowlin, os conceitos de crise da meia-idade e ninhos vazios revelaram-se um exagero, e é possível que "tenham sido aplicados apenas a algumas pessoas". Quando seus dois filhos saíram de casa, ela diz que passou por um momento ruim. Lembra-se de ter parado na sala de jantar, uma noite, e se "sentido meio sozinha". Mas foi nisso que se resumiu a sua síndrome do ninho vazio. Agora ela se descobre não só mais atarefada do que nunca, porém também mais otimista e calma. E descobriu que ter uma visão ampla frequentemente ajuda:

– Vejo uns professores mais jovens que ficam batendo na mesma tecla, no tocante às coisas mais insignificantes, e destroem seu relacionamento com os alunos. Por mim, todos os dias eu penso: fiz alguma coisa para ajudar um dos garotos? E, quando descubro que sim, tenho realmente a sensação de haver realizado alguma coisa. Talvez seja por isso que me sinto tão feliz.

PARTE II

# O funcionamento interno

# 6. O que muda com o tempo

## Percalços com que o cérebro aprende a lidar

Eu estava conversando com Deborah Burke, neurocientista do Pomona College, na Califórnia, e era uma daquelas conversas enlouquecedoras em que nenhuma de nós conseguia se lembrar do nome da pessoa de quem estávamos falando.

Ela me contava sobre um jantar a que tinha ido na véspera e no qual, por mais que se esforçasse, não conseguia lembrar o nome de um cientista famoso:

– Eu estava nessa festa, conversando, e simplesmente não consegui me lembrar do nome do Richard Dawkins. Depois, não me vinha à mente o nome daquele evangélico, você sabe, o que era contra homossexuais e depois se descobriu que ele próprio era homossexual. Ah, você sabe! Como era o nome dele? Puxa vida, está acontecendo de novo!

Fiquei pensando. Queria ajudar. Na minha cabeça, visualizava o tal sujeito, via a imagem dele dando uma entrevista coletiva. Eu também sabia perfeitamente o nome dele. Só que não naquele momento.

– Acho que é Ted, Ted não sei de quê. E acho que tem um *H* – sugeri, fazendo o melhor que podia.

Na verdade, ao longo da conversa – nas *duas* horas seguintes –, nem Burke nem eu conseguimos lembrar o nome dele. De quando em quando, ela parava e se indagava, em voz alta:

– Ora, como é o nome dele? Isso está me enchendo o saco. Estou vendo a igreja dele. Parece um grande armazém. *Como é* o nome dele? Estou enlouquecendo.

Não estávamos enlouquecendo. Estávamos atoladas no Pântano dos Nomes Esquecidos.

E, dessa vez, atolei-me junto com uma das principais autoridades nas razões por que esquecemos nomes, para começo de conversa. Em particular, Burke estuda o fenômeno daquelas coisas que dizemos estarem "na ponta da língua" – a sensação torturante de que a gente *sabe* uma coisa, mas não consegue encontrá-la no cérebro, uma sensação parecida com estar à beira de um espirro.

Nos últimos anos, Burke tem procurado descobrir por que, com efeito, não conseguimos espirrar. Onde estão esses nomes, afinal? Se estão na ponta da língua, por que não conseguimos botá-los para fora?

Apesar de todos os poderes recém-reconhecidos do cérebro na meia-idade, existem também – como sabemos – alguns senões. A verdade é que, na fase intermediária da vida, o cérebro da maioria de nós exibe um certo esgarçamento nas bordas, e os nomes costumam ser a primeira borda a se esfiapar. Até nomes que conhecemos bem desaparecem. Ficamos com a viva sensação de que o sabemos, mas não conseguimos trazê-lo à cabeça. Quem é você?

É irritante. É assustador. Em suas pesquisas, Burke descobriu que os incidentes de coisas na ponta da língua começam a se insinuar ainda aos meros 35 anos e são uma parte importante da meia-idade, mais comum de acontecer com nomes próprios do que com nomes de objetos. E também ocorrem com maior frequência com nomes próprios do que, digamos, com nomes de profissões.

– Se eu disser que o sr. Padeiro é oleiro e que o sr. Oleiro é padeiro,* você se lembrará com muito mais facilidade da profissão, do fato de alguém ser padeiro ou oleiro, do que dos sobrenomes Oleiro ou Padeiro – disse-me Burke. – Aliás, quando vejo o encanador, meu cérebro me diz, sem nenhuma dificuldade, "Olha aí o encanador", mas, quanto ao nome dele… bem, esse não me vem de um salto.

Numa pesquisa após outra, o fenômeno das coisas que estão na ponta da língua é listado como a parte mais irritante, constrangedora e preocupante do envelhecimento cerebral.

---

*Os sobrenomes aqui traduzidos, para deixar clara a frase da dra. Burke, são, respectivamente, Baker e Potter, ambos bastante comuns em países de língua inglesa. (N.T.)

E por que ele acontece? Afinal, recordar substantivos – "mamãe", por exemplo – é um dos primeiros truques vocais que aprendemos, e que parece ser crucial para a espécie. Por que o perdemos? À medida que ficamos mais velhos, nosso vocabulário geral melhora. No dizer de Burke, "uma pessoa de setenta anos tem um vocabulário melhor que uma de vinte ou trinta. Vamos acumulando palavras e a nossa capacidade verbal melhora".

Então, com todas essas palavras e pilhas de nomes guardados na cabeça, por que não podemos recorrer a elas e pegar os que queremos? Será que temos nomes demais guardados? Será que eles se perdem nesse amontoado confuso, ou simplesmente se perdem?

## Um problema de recuperação, não de armazenamento

Bem, para começar, os nomes não desaparecem, tecnicamente falando. As pesquisas sobre a atividade celular do hipocampo em processo de envelhecimento – a estrutura em que a maioria das lembranças é processada – indicam que grande parte do que aprendemos, sob a forma de marcadores químicos, não desaparece, apenas fica na base da pilha. Na maioria dos casos, trata-se de um problema de recuperação, não de armazenamento. É como tentar encontrar um livro específico numa biblioteca com um grande acervo.

O trabalho de Burke tem mostrado isso esplendidamente. Num dos estudos, ela constatou que, quando se mostra a uma pessoa mais velha a imagem de alguém muito conhecido – digamos, Brad Pitt – e ela tem a sensação de que *sabe* o nome dessa pessoa, mas não consegue lembrá-lo, ou seja, de estar com o nome na ponta da língua, é muito mais provável que ela o recupere com sucesso, mais tarde, se no intervalo lhe pedirem que responda a uma pergunta cuja resposta seja "caroço de cereja" [*cherry pit*], por exemplo. Mesmo sem saber que a referência a *cherry pit* tem alguma ligação com a fotografia de Brad Pitt, a homofonia entre *pit* e *Pitt* é o suficiente para atiçar a memória da pessoa num nível inconsciente e para ajudá-la a superar o problema de ter algo na ponta da língua e a resgatar o nome. O curioso é que, em geral, esse atiçamento não melhora o desempenho dos cérebros jovens, mas ajuda os de meia-idade e os mais velhos, supostamente por ser aí que precisamos de ajuda.

Burke também descobriu por que é comum os nomes esquecidos nos voltarem à lembrança, mais tarde, aparentemente saídos do nada, em geral muito *depois* de precisarmos deles – mais uma vez, por causa de algumas pistas das quais não nos damos conta. Quando você procura sem sucesso recordar a palavra *velcro*, por exemplo, e mais tarde escuta a palavra *feltro*, digamos, é muito mais provável que o primeiro termo, antes em falta, lhe venha à lembrança. Mesmo quando apenas um som interno é parecido – nesse caso, o "el" que ocorre nas duas palavras –, o segundo termo pode recuperar a palavra perdida. Para nós, é como se ela viesse do nada. Burke dá a isso o nome de "irrupções". E também elas ocorrem com mais frequência à medida que envelhecemos.

Mas, se o nosso cérebro funciona tão bem na meia-idade, por que os nomes desaparecem, antes de mais nada? A tese de Burke é que "isso se deve à maneira como as palavras são armazenadas e organizadas no cérebro". Diz ela que "o som da palavra – seu aspecto fonético – e as informações referentes a ela – o conceito da palavra – ficam em áreas diferentes do cérebro, e a ligação entre estas enfraquece. Pode enfraquecer por não usarmos uma dada palavra, mas também ao envelhecermos", exatamente como aqueles músculos da corrida que não temos usado muito nos últimos tempos. Na maioria das vezes, isso acontece com os nomes de pessoas que conhecemos, mas não temos visto recentemente.

E também acontece porque o vínculo entre a pessoa e seu nome é muito arbitrário. Os nomes próprios incomumente descritivos, como Zangado, ou os que adquiriram um significado em função das características da pessoa a que se referem, como Scrooge,* são mais facilmente lembrados do que nomes aleatórios, como Peter Pan. (Deve ser por isso

---

* Zangado, é claro, é um dos sete anões da Branca de Neve; já Scrooge é o personagem avarento, egoísta e insensível de Dickens em *Um conto de Natal*. (N.T.)

que nunca esqueci o nome do meu dentista da infância, o dr. Smiley.*) Em termos gerais, não há absolutamente nenhuma razão para que Brad Pitt se chame Brad Pitt. E não há razão para que o sr. Baker se chame sr. Baker [padeiro].

Ao mesmo tempo, recordamos o que uma pessoa faz. É que a atividade dela abarca uma vasta gama de informações guardadas em todo o cérebro passíveis de serem resgatadas por diversos caminhos. Quando somos informados de que alguém é padeiro e, mais tarde, tentamos recuperar essa informação, podemos chegar a ela por uma multiplicidade de associações, desde *branco* e *avental* até *farinha*, ou mesmo *chapéu*.

– Quando digo *padeiro*, toda sorte de informações é relembrada – disse Burke. – Há maneiras diferentes de ativar os 100 mil neurônios, uma porção de ligações diferentes que levam a essa ideia.

O que convém lembrar – se possível – é que o esquecimento de nomes faz parte do envelhecimento normal e constitui apenas um dado do processamento de uma identificação ou um reconhecimento. Se você esquece que o nome do chefe do seu marido é Ed, talvez isso seja meio embaraçoso na festa do escritório. Mas não se trata do mal de Alzheimer, uma doença progressiva na qual você poderia esquecer que tem um chefe, ou até o que vem a ser "chefe".

Aos sessenta anos, Burke me disse que não perde muito tempo se afligindo com isso tudo, e acha que nós também não o devemos perder. Mas se programar de antemão pode ser útil. Antes de ir a uma festa, às vezes ela faz uma lista de quem estará presente. Também usa um truque que muitos de nós usamos em segredo. Quando encontra alguém a quem conhece, mas cujo nome lhe escapa, ela recorre ao alfabeto, passando por cada letra até chegar à que traz o nome de volta.

Ainda assim, é uma coisa inquietante. No final da nossa conversa, Burke ainda não conseguia se lembrar do nome do pastor evangélico. Enquanto conversávamos, de vez em quando ela se interrompia para comentar que "isso está me enlouquecendo".

---

* Sobrenome que poderia ser traduzido por dr. Sorriso. (N.T.)

– Essa é a parte emocional dessa história – disse ela. – É uma coisa que pode deixar a pessoa muito irritada. Como era o nome dele?

Nesse ponto, resolvi que era melhor eu tomar uma providência. Enquanto falava com ela ao telefone, parei de tomar notas, entrei no Google e digitei "evangélico, demissão, homossexual".

Essa é a outra lição que temos aqui, é claro. Ao aprendermos a gostar do nosso cérebro de meia-idade e a aceitá-lo, devemos relaxar e buscar ajuda, em vez de entrar em pânico por causa desses pequenos deslizes. Temos sorte. Nós que estamos na meia-idade hoje em dia somos o primeiro desses grupos a contar com uma fada neurológica de prontidão – a internet.

E, é claro, obtive a resposta em um segundo:

– Ted! – eu disse a Burke, com uma sensação de triunfo. – Procurei na internet e o nome dele é Ted, e tinha mesmo um *H*: Ted Haggard.

Juntas, demos um suspiro de alívio.

– Ah, é isso – confirmou Burke. – Eu sabia que era Ted não sei de quê. Obrigada.

## Um mundo de distrações

E com isso, nós duas nos sentimos um pouquinho melhor. Mas, como todos também sabemos, a história não acaba com um nome aqui e outro ali. Na meia-idade, quando nosso cérebro não põe os nomes nos lugares errados, é comum pôr a si mesmo no lugar errado. Ficamos distraídos.

E não é preciso muito para nos desviar do rumo. Toca uma campainha e nós esquecemos que estávamos fervendo água para a batata. Encontramos uma pessoa amiga na loja de ferragens e, depois de um breve bate-papo, já não lembramos que fomos lá para comprar um ancinho. Minha amiga Phillis, de 51 anos, que dirige sua própria empresa de consultoria, contou-me que outro dia, não faz muito tempo, quando subia a escada do prédio para ir ao seu escritório no quarto andar, de repente levantou os olhos e descobriu que estava no oitavo. Enquanto subia, ela havia olhado por uma janela para ver quem estava ocupando sua vaga no estacionamento, ficara distraída com isso e simplesmente passara direto pela porta do escritório. "Ah, meu Deus!", pensou consigo mesma. "Eu nunca fiz isso! Será que é a meia-idade?"

Essas divagações tornam-se cada vez mais comuns à medida que o cérebro envelhece.

– Quando pergunto a meus pacientes o que os incomoda, a distração aparece repetidamente – disse-me Adam Gazzaley, neurologista da Universidade da Califórnia em São Francisco. – Eles me contam que estão sentados no sofá, levantam-se para buscar alguma coisa na cozinha e, quando chegam lá, não se lembram do que foram buscar. Vivo escutando essa história. E, quando pergunto como isso acontece, eles dizem que algo os distrai, talvez um telefone tocando, alguma coisa faz com que não prestem atenção.

Não faz muito tempo, a escritora Judith Warner, falando de sua nova propensão a se distrair, confessou que "convidei um casal para jantar e me esqueci de lhes dar nosso número de telefone, que não está no catálogo, ou nosso endereço", e que mandou a filha "jantar na casa de outra família, e não me lembrei de avisar a ninguém que ela iria".

Posteriormente, Warner animou-se quando, ao fazer um exame de ressonância magnética por causa de suas enxaquecas, soube que suas distrações estavam explicadas. Havia "um buraco" em sua cabeça. O neurologista lhe disse tratar-se de "uma pequena área cística" sem maiores consequências, mas sua simples existência, por menos que se relacionasse com qualquer dificuldade ou doença cerebral, foi tranquilizadora, pelo menos para Warner, que, talvez não inteiramente por brincadeira, escreveu:

> Agora, a história da autoacusação acabou-se. Já não tenho que me sentir envergonhada quando, apesar de minha capacidade de recordar os detalhes de uma noticiazinha de seis anos atrás, não consigo me lembrar do nome ou sequer do rosto de uma pessoa com quem me encontrei mais cedo, no mesmo dia. Ninguém mais tem direito de rir de mim quando anoto lembretes importantes – 12h30: demissão! Levar lenços! – na palma da mão. Porque eu tenho um buraco no cérebro.

Então, será que é isso? Será que todos simplesmente temos buracos no cérebro? Esquecer nomes é uma coisa, mas esquecer todos os planos para um jantar? Se o cérebro é capaz de tantas coisas na meia-idade, de tamanha expertise, sabedoria, clareza e otimismo, por que passamos direto pela porta do nosso escritório?

A memória é um fenômeno estranho, ainda não completamente compreendido no nível molecular. (É provável que parte dela envolva a espantosa capacidade dos neurônios, às vezes descritos como "células flexíveis", de alterarem sua estrutura física conforme a necessidade. Como se costuma dizer, "os neurônios que disparam juntos se interconectam". Quando dois deles são ativados ao mesmo tempo, eles efetivamente mudam de estrutura, formam ligações mais fortes – e nos permitem formar lembranças e aprender. Isso significa, por exemplo, que, se você vir um passarinho vermelho e ouvir seu canto um número suficiente de vezes, os neurônios que tiverem registrado a visão dele e os que tiverem registrado seu canto ficarão ligados e fisicamente alterados. E, da próxima vez que você ouvir esse canto, os tais neurônios se ativarão mais ou menos em conjunto e você pensará: "Ora, é aquele passarinho vermelho barulhento outra vez!")

Embora ainda haja uma discussão considerável sobre como isso funciona, está claro que a memória não é um mecanismo único. Os nomes são guardados de um modo, os planos para um jantar futuro, de outro, e aquela imagem vívida do cachorro gigantesco que o perseguiu pela rua, quando você tinha quatro anos, é guardada de mais outra forma diferente.

E, na meia-idade, a maioria das funções da memória, alegra-me informar, *continua* a se sair perfeitamente bem. O material biográfico, por exemplo, costuma ficar intacto. Você se lembra de quem é e de quem são seus irmãos e primos, e de onde frequentou a segunda série primária. Até as informações pessoais adquiridas na meia-idade ou depois dela costumam ficar firmes. Você sabe qual foi seu último emprego. Lembra-se de como fazer mingau de aveia e de onde está o leite. Ainda sabe andar de bicicleta e dirigir automóveis e, se quiser, se praticar bastante, poderá aperfeiçoar seu *forehand* no tênis – a memória motora e muscular permanece intacta.

## Memória episódica

Todavia, outros tipos mais complexos de memória ficam meio problemáticos. Se fizer uma pequena pausa num livro que estiver lendo, mesmo por um dia só, talvez você se esqueça não só do que leu nas últimas páginas, mas até *de ter lido alguma parte do livro*. Meu amigo Michael contou-me que, numa viagem recente de avião, acomodou-se para terminar um livro cuja leitura havia iniciado no começo da semana. Ao pegá-lo, entretanto, constatou que "não conseguia lembrar de ter lido nada dele". Sem querer admitir que tinha esquecido o que *sabia* ter acabado de ler, ele resolveu retomar o livro na metade, de qualquer modo.

– Simplesmente comecei a ler do meio. Tenho meu orgulho – disse-me.

Essas lembranças de eventos recentes – livros que acabamos de ler, refeições que acabamos de fazer – são chamadas de lembranças episódicas. E, em geral, nosso talento nessa área não desabrocha com a idade.

Por quê? Como podem algumas formas de componentes da memória permanecer perfeitas, enquanto outras se vão? Será que, na meia-idade, simplesmente guardamos tantas refeições, filmes e livros na cabeça que temos de nos livrar de alguns – um problema de armazenamento? É verdade que nosso cérebro tem que jogar umas coisas fora, caso contrário, explodiríamos. Com efeito, as poucas pessoas que se revelaram incapazes de esquecer o que quer que fosse, ao longo da história, foram levadas à loucura em consequência disso. Nosso cérebro foi feito para estabelecer prioridades, para eliminar o irrelevante.

Mesmo assim, seria de se esperar que o esboço básico de um livro de que estivéssemos gostando fosse preservado. Será que, de modo geral, simplesmente temos um excesso de assuntos de peso na cabeça? Talvez nós apenas não possamos nos dar ao trabalho de usar um espaço cerebral valioso para lembrar o que estava nas páginas 1 a 67, não é?

Marilyn Albert, neurocientista da Universidade Johns Hopkins que estuda o envelhecimento cerebral há décadas, diz que algumas dificuldades do cérebro normal saudável não são imaginárias – e não são uma simples questão de sobrecarga:

– Achávamos que isso se devia a um excesso de coisas na cabeça, ou a termos passado muito tempo longe da escola – disse ela, recentemente. – Mas os declínios são reais e começam na meia-idade.

De fato, nossos problemas cada vez maiores com alguns tipos complexos de memória podem ser ligados à maneira como o cérebro altera suas funções ao envelhecer. E agora os pesquisadores estão aptos a ver como isso acontece.

Cheryl Grady, neurocientista da Universidade de Toronto, por exemplo, efetivamente observou o cérebro da meia-idade enveredar por alguns desvios e se distrair. Usando um aparelho de neuroimagem, ela o captou devaneando.

Num estudo recente, Grady descobriu que a parte principal do cérebro que usamos para nos concentrar – o córtex pré-frontal dorsolateral, parte da região crucial dos lobos frontais – funciona a mil, como esperado, nos adultos jovens, quando se pede que eles recordem palavras ou imagens que tenham acabado de ver – uma espécie de rememoração episódica difícil de fazer.

Mas na meia-idade, ela constatou, esse pensamento concentrado pode ser posto de lado por praticamente qualquer coisa. Quando escaneou o cérebro dos participantes do estudo, Grady surpreendeu-se ao constatar que muitas pessoas mais velhas, ao procurarem recordar informações mais complexas, usavam um pouco menos as suas principais áreas cerebrais frontais, recorrendo mais a uma seção inferior do cérebro. E essa segunda área não ajuda. Na verdade, essa fascinante região cerebral, chamada de "área-padrão" – uma região cuja identificação recente é uma das maiores descobertas sobre o funcionamento do cérebro –, é uma explicação de por que o cérebro da meia-idade pode às vezes descobrir-se sofrendo um branco.

– Essa é a região que usamos ao pensar em nós mesmos, em nossos monólogos internos – disse-me Grady, ao explicar suas descobertas recentes. – Por exemplo, se você está num aparelho de ressonância magnética funcional sem fazer nada, pode ser que pense "puxa, isso aqui é meio chato". Ou talvez pense em comprar leite no mercado, mais tarde. Essa é a parte do cérebro que chamamos de modo-padrão. É o que o cérebro usa para devanear.

A partir da meia-idade, a capacidade cerebral de *desligar* o modo-padrão começa a diminuir. Diante da tarefa de recordar que estamos fervendo água, o cérebro se desvia numa digressão por seus mundos internos, pensando naquelas botas maravilhosas que gostaríamos de comprar, ou no jogo de futebol a que estamos planejando assistir, e nada disso tem a ver com a tarefa imediata. E, enquanto meditamos, todas as ideias ligadas à água fervendo desaparecem.

– Essa é uma das áreas em que o cérebro em processo de envelhecimento não se sai muito bem – disse-me Grady. – Nossa capacidade de nos desligarmos do material irrelevante se reduz. Na meia-idade, nessa área, parece que estamos numa transição dos padrões da juventude para os da velhice. E talvez essa seja uma das razões por que ficamos mais propensos a nos distrair.

## Capacidade de concentração

De fato, a capacidade de concentração é uma das funções mais cruciais do cérebro. É uma habilidade que adquirimos quando bebês e aperfeiçoamos ao longo de toda a adolescência. E ela depende, em larga medida, do desenvolvimento de nossos lobos frontais, que só atingem a maturidade plena quando chegamos aos 25 anos de idade. Essa área nos ajuda a nos concentrarmos, em parte por bloquear – inibir – os detalhes irrelevantes.

Num estudo recente feito a partir de ressonância magnética funcional, que é capaz de observar a atividade do cérebro, Adam Gazzaley também viu pessoas mais velhas terem mais dificuldade de manter a concentração. Quando lhes foram mostrados rostos e paisagens, com a instrução de que se concentrassem apenas nos rostos, elas tiveram mais atividade na área cerebral que registra rostos – como seria apropriado. Mas a área que registra paisagens, que deveria ser reprimida ou inibida, também se ativou. E os adultos mais velhos que mais tiveram dificuldade de se concentrar foram também os que tiveram maior dificuldade de recordar o que tinham visto.

Ao envelhecermos, nossos lobos frontais não bloqueiam os detalhes irrelevantes que também interferem, talvez por passarem a funcionar no modo-padrão, ou por causa de declínios nas ligações ou nos mensageiros químicos do cérebro, que criam o chamado "déficit inibitório". Ao explicarem suas descobertas, publicadas na revista *Nature Neuroscience* em 2005, Gazzaley e o coautor Mark D'Esposito, professor de neurociências da Universidade da Califórnia em Berkeley, concluíram: "Os indivíduos mais velhos são capazes de se concentrar nas informações pertinentes, mas ficam sobrecarregados pelas interferências, por não ignorarem as informações que levam à dispersão."

Quando falei com Gazzaley, ele havia acabado de concluir outro estudo de escaneamento funcional que tentava apontar exatamente em que momento isso acontece, quando estamos tentando prestar atenção. Não apenas somos cada vez mais atraídos por nosso modo-padrão dado a devaneios, como é possível que nossos lobos frontais deixem de executar sua tarefa de bloquear as distrações, tarefa que é executada de cima para baixo. Ao lhes serem mostrados rostos e paisagens, acompanhados pela instrução de que eles se concentrem somente nos rostos, os cérebros mais velhos – por um mero milissegundo – deixam que se infiltrem informações dispersivas e irrelevantes sobre as paisagens. Mas, nesse instante minúsculo, as comportas se abrem e a concentração se perde.

Talvez seja assim que a menor velocidade de processamento interfira em nossas lembranças ao envelhecermos. Talvez nossos lobos frontais demorem demais para minorar as interferências, de modo que recebemos um excesso de "ruído" neural, no começo. E os estudos mostram que os indivíduos que sofrem mais interferências iniciais também parecem ser os que apresentam mais dificuldade para constituir lembranças sólidas, ou para se manterem concentrados no que fazem ou dizem.

– Se, no primeiro segundo, você não bloquear uma parte das informações que chegam, isso significa que vai receber muita informação de uma só vez, o que é ruim porque, depois de entrarem, essas informações vão permanecer lá dentro – explicou Gazzaley. – Em alguns cérebros mais velhos, o mecanismo de bloqueio do córtex pré-frontal [parte dos lobos frontais] não entra em ação com rapidez suficiente e permite a entrada de informações irrelevantes.

E, embora a maioria dos estudos de Gazzaley tenha sido feita com adultos de mais de sessenta anos, há amplos indícios de que essas dificuldades podem começar muito antes, na meia-idade, época em que nosso cérebro talvez comece a se sentir mais tentado a descansar e a resvalar para nossos modos-padrão de funcionamento, enquanto é invadido por um excesso de informações inúteis.

– Vemos isso aos quarenta anos como uma espécie de problema intermediário – disse Gazzaley.

## Poderes cerebrais divergentes

Neste ponto, entretanto, temos de fazer uma pausa, porque, embora essas dificuldades surjam em muitos cérebros na meia-idade, elas não ocorrem em *todos*. Quase todos os estudos que abarcam a faixa etária que vai dos quarenta aos setenta anos, ou até mais, exibem uma variabilidade espantosa. É óbvio que os cérebros variam em qualquer faixa etária, mas na meia-idade esse leque de variações começa a aumentar. Alguns cérebros ainda funcionam com uma clareza cristalina, outros tornam-se mais opacos, e a maioria fica em algum ponto intermediário. E isso quer dizer que declínios enormes não são inevitáveis. Como afirmou recentemente Marilyn Albert, neurocientista da Johns Hopkins há muitos anos, a "verdadeira marca inconfundível" do cérebro na meia-idade é a "variabilidade".

– Por isso, agora desenvolvemos duas categorias: os comprometidos pela idade e os não comprometidos por ela – disse Albert. – A pergunta é: qual é a explicação para isso? Será que aqueles que continuam bem não têm um declínio da estrutura cerebral relacionado com a idade, ou será, o que é mais provável, que desenvolveram estratégias adaptativas?

Na verdade, essa é *a* pergunta-chave. Por que alguns cérebros envelhecem bem e outros não? E é possível definirmos com mais exatidão o envelhecimento normal, em contraste com a verdadeira patologia, como o mal de Alzheimer? Poderemos descobrir o que responde pela diferença? Será que se trata de algo inato, ou as estratégias adaptativas podem funcionar? Os cientistas têm se impressionado repetidamente com o fato de que é na meia-idade que os cérebros começam a mostrar não apenas ligeiros declínios, porém diferenças maiores entre eles. E não são apenas os cérebros humanos. Embora os escores mentais sejam variados em qualquer idade, estudos feitos com diversos animais constataram que o índice de variabilidade desses escores começa a apresentar um aumento acentuado na meia-idade. É nessa etapa que os caminhos começam a divergir para valer.

– Existe uma variabilidade enorme, e nós a vemos em todas as espécies – afirmou Albert.

De fato, o exame rigoroso de um de nossos parentes mais próximos – o macaco *rhesus* – também vem confirmando isso. Num laboratório de Boston, um intrigante estudo sobre o cérebro da meia-idade ainda está em andamento. E, embora também venha descobrindo algumas trajetórias descendentes, ele tem mostrado um espectro surpreendentemente amplo, no qual uns se saem bem, outros não.

Para ver tudo isso, não faz muito tempo, passei uma tarde no laboratório de Mark Moss, na Faculdade de Medicina da Universidade de Boston, mais especificamente com Bojangles, um macaco *rhesus* que vinha dando um belo espetáculo com seus lobos frontais simiescos quando o conheci.

Ao longo dos anos, uma das melhores maneiras de testar os lobos frontais humanos e sua capacidade de fazer nossa atenção se concentrar tem sido o chamado Teste Wisconsin de Classificação de Cartas, que vem sendo utilizado desde a década de 1940. Os sujeitos do teste, ao verem um grupo de cartas, primeiro as separam por naipe – as cartas de copas, digamos –, depois mudam e as separam por números – por exemplo, todos os noves e todos os cincos. A ideia é que primeiro o cérebro aprende a tarefa inicial, depois passa para outra.

Em geral, o cérebro é estruturado para continuar a fazer o que vinha fazendo – ele gosta de uma boa rotina. Assim, o indivíduo submetido a esse teste de classificação de cartas tende naturalmente a continuar a escolher cartas de copas. Para mudar, o cérebro tem que *inibir* sua ânsia de permanecer na rotina e, em vez disso, passar para a nova missão. Um dos papéis principais dos lobos frontais é inibir os anseios ou impulsos. E, quando o nosso equipamento inibidor dos lobos frontais está com defeito, passar da classificação das cartas por naipes para a classificação por números torna-se mais difícil. Sem um forte empurrão para que paremos de fazer o que vínhamos fazendo, nós continuamos a fazê-lo. Escolhemos as cartas de copas, quando deveríamos estar escolhendo os noves e os cincos.

Esse é um teste clássico que ainda permanece em uso. E ninguém jamais havia suposto que ele pudesse ser aplicado em macacos. Mas ocorre que os macacos também se saem muito bem nele. Alguns anos atrás, como diretor do departamento de neurobiologia da Faculdade de Medicina da Universidade de Boston, Moss, um sujeito sociável e criativo, estava estudando o envelhecimento cerebral dos macacos e decidiu ver se poderia ensinar uma versão do teste das cartas a esses animais. E, ainda surpreso, ele me disse quando fui encontrá-lo em seu gabinete:

– E, veja você, não é que podíamos mesmo?!

Para mostrar o funcionamento disso, Moss me levou a um laboratório próximo de seu gabinete, para ver Bojangles dar seu espetáculo. Com o animal mantido numa caixa grande, para limitar as distrações, mostraram-se repetidamente três coisas a ele numa tela de computador: um triângulo vermelho, uma estrela azul e um quadrado verde.

Primeiro, Bojangles teve de aprender que só receberia uma recompensa se escolhesse o triângulo vermelho. E, através de um processo de ensaio e erro, ele descobriu a resposta e ganhou um chocolate M&M. Depois, o jogo mudou e Bojangles passou a só ser recompensado se escolhesse a estrela azul. A ideia era descobrir quanto tempo o macaco levaria para entender a situação e passar dos triângulos vermelhos para as estrelas azuis. Será que seus lobos frontais entrariam em ação e reprimiriam sua ânsia de continuar a escolher triângulos vermelhos? Conseguiria ele descobrir como continuar a ganhar os M&Ms?

Descobriu. Após algumas tentativas malogradas, Bojangles escolheu as estrelas azuis e ganhou seus chocolates. Mas havia um senão. Bojangles era um adulto jovem de seis anos, o que equivale a aproximadamente dezoito num ser humano. Ele ainda era um adolescente. E Moss havia descoberto que, em geral, essa tarefa não era tão fácil para os macacos mais velhos. Na verdade, depois de estudar 41 macacos, Moss havia constatado que as dificuldades começavam claramente na meia-idade. Foi a primeira vez que alguém conseguiu realizar um teste tão grande no cérebro de macacos de meia-idade. E nem todas as notícias foram boas.

As descobertas "mostraram que os macacos de meia-idade, assim como os de idade avançada, ficavam significativamente comprometidos na tarefa conceitual de mudança do cenário", escreveu Moss em seu estudo revolucionário de 2006, que foi publicado na revista *Neurobiology of Aging*.

De modo geral, o teste feito com macacos espelhou o que tinha sido sugerido nos estudos sobre seres humanos. Com os humanos, porém, havia sempre uma perguntinha: será que alguma das dificuldades da meia-idade provinha de um caso iminente de mal de Alzheimer pré-clínico, ou de doença vascular, ou elas simplesmente fariam parte do envelhecimento normal?

Ao longo dos anos, tem sido notoriamente difícil descobrir a diferença, em especial agora que sabemos que, provavelmente, a demência começa muito antes do que jamais se reconheceu – e muito antes de se evidenciar no comportamento.

Mas os macacos não sofrem de mal de Alzheimer. Logo, se fosse feita uma triagem de outros problemas vasculares que pudessem apresentar, eles poderiam ser um modelo bastante bom do que acontece nos cérebros humanos normais e sadios quando estes envelhecem – e nem tudo sempre dá certo, ao que parece.

Dando continuidade a suas pesquisas, Moss tem feito o escaneamento de cérebros de macacos, além de examinar seu tecido cerebral. O envelhecimento não é um processo simples, mas Moss está convencido de que um dos maiores culpados pelo envelhecimento cerebral seria o declínio seletivo da massa branca – a mesma cujo crescimento geral nos ajuda a ficarmos tão inteligentes, para começo de conversa.

O cérebro, como dissemos, é composto de massa cinzenta – os corpos neuronais – e de massa branca – os longos braços dos neurônios que se estendem por todo o cérebro, enviando sinais de um neurônio para outro. À medida que crescemos, esses braços, ou axônios, vão sendo revestidos por uma bainha de gordura chamada mielina. Essa camada gordurosa permite que os sinais se desloquem muito mais depressa e sejam regulados com mais exatidão.

Grosso modo, a mielina aumenta até a quarta, quinta ou sexta décadas de vida. Porém Moss e outros descobriram que, a partir da meia-idade, em algumas pessoas – e em alguns macacos – ela também pode começar a sofrer uma erosão em áreas seletivas.

Durante essa fase, na maioria dos casos, essa erosão não tem maior significado – as reduções continuam a ser compensadas pelos aumentos e o cérebro funciona melhor do que nunca. Em alguns macacos de meia-idade, entretanto, Moss constatou decréscimos líquidos da massa branca. E hoje ele dispõe de dados preliminares indicativos de que os macacos que exibem as alterações mais negativas na massa branca são os que se saem pior nos testes de classificação de cartas.

No momento, ainda são muitas as incógnitas. É possível que, embora ocorram aumentos globais da mielina que ajudam o cérebro a funcionar, os decréscimos em certas áreas, como os lobos frontais, cujas ricas ligações precisam do máximo de eficiência em seu processamento, venham a se revelar prejudiciais. Ainda não se sabe ao certo por que alguns cérebros conseguem manter a continuidade dos reparos e outros não.

Seja como for, Moss se surpreendeu – e ficou meio desolado – ao ver esses problemas no cérebro de alguns macacos de meia-idade, porque esses declínios estruturais não tinham sido detectados até então. As "constatações de um prejuízo acentuado ... em macacos de meia-idade causaram certa surpresa, a princípio ... sabe-se muito pouco sobre a idade em que se instala o declínio cognitivo. O estudo demonstrou que macacos de meia-idade de apenas doze anos (o equivalente a cerca de 36 anos nos seres humanos) já mostravam um comprometimento; ... os déficits da função executiva podem ocorrer mais cedo do que se supunha no processo de envelhecimento", escreveu Moss, em tom bastante deprimente, quando da publicação de seus primeiros dados, em 2006.

Do mesmo modo, nos últimos anos, também começou a emergir uma imagem mais clara de como ocorrem alguns defeitos no cérebro humano, e nem todas as notícias são boas nesse aspecto, tampouco. No tocante a essas notícias, não há ninguém a quem devamos um agradecimento maior do que Naftali Raz, neurocientista do Instituto de Gerontologia da Universidade Estadual Wayne, em Detroit, que se tornou perito nos detalhes do declínio e do envelhecimento cerebrais.

Único neurocientista em atividade, dentre os que conheci, cujos trabalhos são salpicados de citações de Sófocles ("Somente os deuses escapam aos males da velhice ou até da morte, porém tudo o mais é abatido pelo tempo onipotente", de *Édipo em Colono*), Raz tem um jeito sucinto e francamente assustador de descrever o que se passa no envelhecimento cerebral. Por exemplo, numa revisão da literatura científica de 2006, escrita com Karen M. Rodrigue e intitulada "Envelhecimento diferencial do cérebro: padrões, correlatos cognitivos e modificadores", ele escreveu:

> Os estudos *post mortem* de indivíduos na faixa etária adulta revelam [uma] panóplia de diferenças na estrutura cerebral, relacionadas com a idade. As enormes diferenças incluem peso e volume cerebrais menores, ventriculomegalia e expansão dos sulcos cerebrais. Estudos microscópicos documentam palidez da mielina, perda de corpos neuronais no neocórtex, no hipocampo e no cerebelo, perda de fibras mielinizadas em todo o cérebro subcortical, encolhimento e dismorfologia dos neurônios, acúmulo de lipofuscina, rarefação da vasculatura cerebral, redução da densidade sináptica, deaferentação, perda de espinhos dendríticos, lesões mitocondriais cumulativas, redução da capacidade de restauração do DNA e impossibilidade de eliminar os neurônios com lesões no DNA nuclear.

Em termos gerais, Raz calculou que nosso cérebro encolhe, de fato, uns 2% por década, à medida que envelhecemos. Ele e outros falam de um "lado sombrio da plasticidade", que significa que as áreas cerebrais que mais se modificam durante nossa vida, as que são mais sensíveis ao meio ambiente – nossos preciosos lobos frontais –, seriam, potencialmente, as que mais sofreriam no processo de envelhecimento.

## Variabilidade

Todavia, por mais aterrorizantes que sejam todas essas descrições, Raz e Moss unem-se à maioria dos neurocientistas em atividade para enfatizar que – de acordo com tudo que sabemos agora – a principal característica do cérebro, à medida que ele envelhece, e em particular a do cérebro na meia-idade, não é o declínio universal, e sim a variabilidade.

Moss, que ficara muito surpreso ao constatar declínios bastante significativos em alguns macacos de meia-idade, ficou igualmente surpreso ao descobrir que os cérebros dos macacos dessa faixa etária estavam "bem, em sua maioria" e apresentavam uma enorme "variação" em matéria de perda de massa branca e desempenho nos testes mentais. Portanto, o "normal" continua ao alcance de qualquer um – o que, visto de certa maneira, também é uma ótima notícia.

– No fim, tivemos que dividir o grupo entre os que envelheciam com sucesso e os que envelheciam com menos sucesso – disse-me Moss. – É claro que existem uns idosos intactos que, mesmo na velhice, parecem sair-se otimamente. Talvez eles se adaptem melhor.

E estamos começando a descobrir o que é mais prejudicial para o cérebro. Mesmo que algumas doenças ainda não se evidenciem, elas podem prejudicá-lo, ainda que se encontrem em estágios muito iniciais.

"Há muitas diferenças individuais nos índices de encolhimento cortical, assim como uma porção de outros fatores, afora o envelhecimento, que o causam e o influenciam", escreveu Raz no e-mail mais recente que me mandou. "Por exemplo, as doenças vasculares e os fatores de risco cardiovasculares, como a hipertensão (mesmo quando relativamente branda e respondendo à medicação), afetam o córtex pré-frontal e o hipocampo, ambos os quais são estruturas 'sensíveis à idade'."

Mas Raz também se apressa a acrescentar que, de modo geral, como os níveis normais de declínio na meia-idade – aqueles que a maioria de nós experimenta, quando tem boa saúde geral – parecem ser relativamente pequenos, tudo isso pode não ter tanto valor assim.

Ainda mais importante é que agora os cientistas sabem com certeza que um grande número de neurônios não morre. Os alicerces fundamentais do nosso cérebro se mantêm firmes. Embora "as diferenças ligadas à idade nos volumes cerebrais regionais e na integridade da massa branca estejam associadas ao desempenho cognitivo", assinalou Raz recentemente, uma "revisão da literatura revela que a magnitude da associação observada é modesta". E, visto que nossos cérebros não necessariamente envelhecem da mesma forma – e não há uma mortandade geral dos neurônios –, Raz vê certa promessa, justamente por causa da notável variabilidade que ele e outros constataram na meia-idade.

"O envelhecimento – um companheiro biológico do tempo – não poupa nenhum órgão ou sistema e, no devido tempo, afeta tudo, desde a célula até o pensamento", escreveu Raz.

> [Mas] a velocidade do envelhecimento varia entre os indivíduos, organismos, órgãos e sistemas. E a própria existência dessa variabilidade justifica certa dose de esperança. Se o extremo positivo do envelhecimento saudável puder tornar-se mais prevalente, e se sua expressão pior e mais negativa puder ser retardada, se não eliminada por completo, os segmentos viáveis e prazerosos da vida poderão ser prolongados até as últimas décadas da expectativa de vida. Em outras palavras, o envelhecimento exitoso de que relativamente poucos desfrutam poderá tornar-se a norma.

E, ainda que isso possa equivaler a levar as coisas longe demais, na opinião de alguns, existem até sugestões de que, em alguns casos, um pouquinho de declínio cerebral relacionado com a idade – mesmo na área da concentração – pode trabalhar a nosso favor.

Os conhecimentos científicos nessa área encontram-se na primeira infância, mas alguns estudos mostraram que permitir a entrada furtiva de algumas informações irrelevantes no nosso cérebro pode, na verdade, revelar-se útil em certas ocasiões. Quando se pede a pessoas mais velhas que leiam trechos que são interrompidos por palavras ou frases inesperadas, elas leem muito mais devagar do que estudantes universitários. Mais tarde, porém, quando se fazem aos dois grupos perguntas cujas respostas dependem daquelas palavras e frases geradoras de distração, os indivíduos mais velhos saem-se muito melhor na resolução do problema. À medida que envelhecemos, parecemos capazes de apreender melhor o panorama geral. Mas, como nosso cérebro também se dispersa com mais facilidade – quando não pedem que nos concentremos em significados subjacentes –, acolhemos a entrada de informações aleatórias que, embora possam constituir uma interferência, às vezes também se revelam úteis. Nesses estudos, os indivíduos mais velhos deram as respostas corretas, exatamente *por terem* guardado informações aparentemente irrelevantes em algum lugar do cérebro.

A atenção mais ampla e menos concentrada, diz Lynn Hasher, neurocientista da Universidade de Toronto que tem conduzido grande parte desses novos trabalhos, pode facultar à pessoa de meia-idade um conhecimento maior das situações – o que, em certos momentos, é um benefício real, num mundo comumente caótico em que nem sempre fica claro o que será pertinente no final. Um documento pode conter uma informação aparentemente inútil que venha a ter sentido mais tarde. É possível que, ao ouvir outra pessoa falar, as células cerebrais mais velhas, vagando por aqui e por ali, notem o que acontece fora da ação principal – por exemplo, que ela está bocejando, ou agitada –, assim constituindo pequenas informações que talvez ajudem a fazer uma avaliação mais completa dessa pessoa posteriormente.

Com efeito, outros estudos mostraram que, quando um indivíduo mais velho encontra alguém pela segunda vez, já dispõe de muito mais informações periféricas, inadvertidamente colhidas no primeiro encontro, do que uma pessoa mais jovem. Como diz Hasher, o cérebro pode ficar meio nebuloso no tocante a alguns detalhes (um nome, talvez?), mas é capaz de registrar inconscientemente outras informações que se revelem mais cruciais – como o fato de dada pessoa ter um ar confiante ou parecer evasiva, por exemplo.

– Não é que as pessoas façam isso de propósito, dizendo: "Ah, isso pode ser importante mais tarde, é melhor eu prestar atenção" – explicou-me Hasher, quando conversamos sobre essa questão. – Essencialmente, é como estar no piloto automático. É algo que apenas acontece. Mas, na vida cotidiana, creio que superestimamos a importância dos atos deliberadamente praticados e subestimamos a das coisas que fazemos automaticamente. São estas que nos impedem de tropeçar, de dar com a cara na parede.

Hasher, que tem 63 anos, admite que nem sempre é benéfico estar no piloto automático, quando se tem que dirigir numa autoestrada de grande movimento ou cuidar de uma criança que está aprendendo a andar. Mesmo assim, num número maior de situações do que nos damos conta, essa perspectiva mais ampla – essa falta de filtro – pode ajudar, em vez de prejudicar.

– Ainda não temos a história completa, mas é incrível – disse Hasher recentemente, acrescentando, para resumir suas últimas pesquisas: – Essas descobertas destacam a ideia de que o envelhecimento cognitivo se caracteriza por perdas e ganhos, e de que considerar a redução do controle inibitório como um fator de ajuda ou um obstáculo depende inteiramente da situação.

E mais, há também a sugestão de que essa atenção que não chega a ser direta pode, às vezes, conduzir à arte. Alguns estudos demonstraram que os cérebros que bloqueiam menos coisas do lado de fora tendem a contar com mais ideias criativas. Como diz Hasher, se parte da criatividade consiste em "juntar ideias normalmente dissociadas", o cérebro mais velho poderia, quase que por sua própria natureza, ser mais propenso a produzir algo peculiar, novo e até belo.

Jacqui Smith, pesquisadora experiente que atualmente se encontra na Universidade de Michigan, concorda em que, no contexto certo, a tendência para a dispersão pode levar a coisas maravilhosas:

– Quando você não se concentra em algo central, quando pensa em toda sorte de coisas diferentes ao mesmo tempo, há momentos em que pode descobrir novas associações. Isso é difícil de medir, mas esse é o pensamento divergente, é o pensamento criativo. E, se você tiver sorte, terá um lampejo de verdade, criará algo inteiramente novo.

Não faz muito tempo, quando falei com uma amiga – uma poeta que acabara de completar cinquenta anos – sobre a ligação entre a dispersão e a criatividade, ela apenas me olhou e riu. Uma capacidade crescente de devanear? Não tem problema. A cabeça vagando e ligando coisas díspares de novas maneiras? Tudo bem:

– Isso não é totalmente ruim, sabe? – disse ela. – Na verdade, é tudo muito, *muito bom* para a poesia.

# 7. Dois cérebros são melhores que um só

## Especialmente na mesma cabeça

Dentre todas as habilidades singulares do cérebro da meia-idade, talvez nenhuma seja tão estranha – ou potencialmente promissora – quanto seu talento para a bilateralização.

Bilateralização? Está longe de ser uma palavra que capte a imaginação. Na verdade, enquanto examinava esse fenômeno bizarro, mantive um arquivo com o título um pouco mais sedutor de "Dois cérebros".

Só que isso é uma bobagem, para não dizer que é inexato. Contudo, *realmente* acontece algo estranho, e é algo que envolve outro truque aprendido pelo cérebro, talvez – embora isso não esteja inteiramente claro – por uma sensação de pânico. Em algum ponto da meia-idade, começamos a desenvolver, ao nos confrontarmos com um problema intrigante, a capacidade de usar os dois hemisférios cerebrais, em vez de um só. É muito parecido com usar dois braços em vez de um para levantar uma cadeira pesada, o que não só é uma maneira melhor de levantar a cadeira, como também pode indicar uma forma mais eficiente de usar o cérebro – além de constituir parte da razão por que começamos a ver o panorama geral e interligado.

Na verdade, esse talento duplo é mais uma prova de como é, efetivamente, o cérebro da meia-idade. Conquanto seja uma característica também observada em épocas posteriores da vida, esse talento bilateral comumente se inicia na meia-idade, e talvez seja uma das estratégias adaptativas que alguns cérebros adotam para se manter fortes. "O que é incrível, realmente incrível, se eu tiver que apontar uma coisa só", disse um cientista ao falar do cérebro na meia-idade, "é a bilateralização".

Há que se admitir que essa também não é uma notícia inteiramente boa. Usar os dois braços ou os dois hemisférios cerebrais para fazer o que só um braço ou um hemisfério eram capazes de fazer, quando mais jovens, aponta para a carência de algo em algum lugar, para a compensação de uma deficiência ou uma falta, diríamos.

Mas um aspecto intrigante desse fenômeno da bilateralização é que não são os cérebros mais fracos que funcionam dessa maneira, e sim os mais robustos. Uma série de estudos recentes constatou que são os mais capazes que recorrem a esse truque. É como se os melhores e mais brilhantes dentre os cérebros mais velhos, acostumados a serem tidos na mais alta estima, simplesmente se recusassem a entregar os pontos. Sem o menor esforço, o velho profissional chama a si a responsabilidade e vai atrás do melhor resultado.

– É bom descobrir que o cérebro faz essa coisa positiva. Nem tudo é aceitação passiva – disse Roberto Cabeza, neurocientista da Universidade Duke que ajudou a desvendar esse truque neurológico. – Ao contrário, usamos o que nos resta de melhor. É realmente animador. E talvez isso tenha seu maior impacto na meia-idade por não estarmos aposentados, por ainda estarmos trabalhando. É quando mais precisamos, talvez.

Isso também não é o que os cientistas esperavam encontrar, quando finalmente obtiveram ferramentas como os aparelhos de ressonância magnética para observar diretamente o interior do cérebro em funcionamento. Eles imaginavam descobrir o inverso. Durante muitos anos, houve uma convicção geral de que, ao envelhecer, o cérebro usava uma parcela muito menor dele mesmo, não maior. Na verdade, o protótipo da descrição do envelhecimento cerebral era algo parecido com o da lesão cerebral. Muitos acreditavam que, à medida que envelhecia, o cérebro tornava-se mais preguiçoso. As medições anteriores, mais grosseiras, constatavam rotineiramente que a maioria dos cérebros parava de se esforçar muito e ativava menos neurônios. Os cérebros mais velhos seriam cérebros fracos.

Mas agora essa visão também foi virada pelo avesso.

## O desaparecimento dos antigos modelos do cérebro

"A subativação combina bem com um modelo do envelhecimento calcado na lesão cerebral", explicou Patricia Reuter-Lorenz, neurocientista da Universidade de Michigan que escreveu, recentemente, um resumo dessa nova visão na revista *Current Opinion in Neurobiology*. "O resultado predominantemente imprevisto das neuroimagens funcionais foi a *superativação*, ou o aumento da atividade cerebral em adultos mais velhos."

Cheryl Grady, neurocientista da Universidade de Toronto, esteve entre os primeiros cientistas a observarem isso. No começo da década de 1990, quando trabalhava nos Institutos Nacionais de Saúde, Grady intrigou-se com a ideia de observar o cérebro em processo de envelhecimento com o primeiro aparelho que era capaz de fazê-lo – o tomógrafo emissor de pósitrons (PET scan). Esse aparelho mede as alterações do fluxo sanguíneo à medida que as regiões cerebrais são ativadas, e Grady queria descobrir se o cérebro mais velho agia do mesmo modo que o mais jovem na execução de tarefas rotineiras, como emparelhar rostos. Ela começou por um conjunto de pressupostos aceitos: os mais velhos se sairiam muito pior nisso do que os mais jovens e convocariam menos neurônios para a tarefa.

Ao contrário, ela constatou que nenhuma das duas premissas era verdadeira. Para sua surpresa, os adultos mais velhos saíram-se tão bem quanto os mais jovens e, sistematicamente, usaram uma parte maior do cérebro, e não menor. Eles recorreram aos mesmos circuitos cerebrais que os adultos jovens, vias que são sabidamente acionadas no reconhecimento e na combinação de rostos. Mas também recrutaram uma região a mais: seu poderoso córtex frontal. Não foi uma questão de cérebros que se distraíssem e recaíssem em seu inútil modo-padrão de devaneio. Ao contrário, os cérebros mais funcionais valeram-se de sua ferramenta mais potente, obtendo o impulso adicional de que precisavam nos lobos frontais.

– Foi uma surpresa. Só queríamos ver se as pessoas mais velhas usavam os mesmos trajetos que as mais novas ao combinarem rostos – disse Grady em nossa conversa, não faz muito tempo. – Esperávamos que elas se saíssem pior na tarefa, e o protótipo aceito era que os mais velhos teriam menos atividade cerebral. Certamente não esperávamos ver uma atividade frontal maior. E pensamos: que diabo significa isso? Foi incrível, e o campo inteiro vem correndo atrás disso desde então.

A própria Grady tem liderado grande parte dessa corrida. Poucos anos depois, em 1997, trabalhando com Robert Cabeza, ela quis determinar se aquilo tinha sido uma mera casualidade. Seria apenas algo que o cérebro mais velho fazia com tarefas relativamente simples, ou também apareceria ao serem enfrentados problemas mais complexos, os quais, em qualquer faixa etária, precisam da ajuda da elite constituída pelos lobos frontais? Para descobrir a resposta, os pesquisadores escanearam cérebros de adultos jovens e idosos enquanto eles procuravam não só aprender pares de palavras – como *pais* e *piano* –, mas também recordar o par correto depois, o que é uma tarefa complexa para o cérebro.

E aconteceu outra vez. Os cérebros mais jovens, como se esperava, usaram apenas o lado esquerdo dos lobos frontais para aprender as palavras pela primeira vez – a chamada codificação –, e depois passaram para o lado direito desses lobos, a fim de recuperar a lembrança, seguindo um padrão já bem-estabelecido. Usaram apenas um lado do cérebro de cada vez na tarefa complexa.

Mas os adultos mais velhos nem de longe se enquadraram nos padrões. Usaram o cérebro de uma maneira nova. Não só engajaram uma parcela menor do lado esquerdo dos lobos frontais para construir inicialmente a lembrança das palavras, como também passaram a usar *ambos* os lados, direito e esquerdo, para executar a tarefa mais árdua de recordá-las.

Era um exemplo clássico do que muitos passaram a chamar de bilateralização: dois lados executando o trabalho antes realizado por um só. E os cientistas começaram a descobrir que não só isso ocorria no processo do envelhecimento cerebral, como também que eram os cérebros de mais alto desempenho que o faziam. Diante de um desafio, eles recorriam a tudo o que tinham, para fazer o que precisavam fazer.

Isso contrariava claramente a ideia de que era melhor o cérebro mais velho agir exatamente como fizera quando mais jovem. Talvez nem sempre fosse esse o caso.

– O desempenho é melhor quando o cérebro usa os dois lados – disse Cabeza. – Quando o cérebro [mais velho] reorganiza sua função, ele acrescenta possibilidades neurais.

O cérebro mais velho usa mais energia cerebral, mais suco neural, para executar a tarefa. E isso costuma começar na meia-idade. Mas por quê? A melhor explicação é que o cérebro aprende a fazê-lo ao envelhecer porque isso é algo que funciona. Afinal, os cérebros mais velhos não convocam suas áreas aleatoriamente. Ao contrário, recorrem primordialmente à parte do cérebro que mais ajuda – os lobos frontais, a região que, nas palavras de Grady, pode "contribuir para o desempenho".

Com toda a probabilidade, isso não se dá sem uma faceta negativa. Se uma área cerebral tão grande é dedicada a uma coisa que estamos tentando fazer, é de se esperar que fiquemos meio em falta ao tentarmos fazer outra coisa ao mesmo tempo. As tarefas múltiplas exigem muito do cérebro em qualquer idade (pense nos adolescentes digitando mensagens de texto enquanto dirigem), mas é comum ficarmos progressivamente piores nelas ao envelhecermos.

"A superativação ... talvez tenha um custo oculto. No que diz respeito aos cérebros mais velhos que engajam mais circuitos neurais, ... [eles] têm maior probabilidade de atingir um limite dos recursos que podem ser empregados", alertou Reuter-Lorenz.

## Os melhores cérebros aprendem o truque

Mas se, como indicam os mais novos estudos, são apenas os cérebros mais sagazes que aprendem esse truque, e o fazem de maneira melhor, isso parece um sinal de planejamento, não de capitulação.

Num estudo conduzido por Cabeza em 2002, por exemplo, esse fenômeno da bilateralização foi nitidamente ligado a aptidões superiores em termos gerais. Um grupo de adultos mais velhos foi dividido por suas aptidões superiores e inferiores, todas dentro da faixa normal das aptidões cognitivas. Depois, juntamente com um grupo de adultos saudáveis mais jovens, eles receberam tarefas relativamente complexas – no caso, mais uma vez, o reconhecimento e a associação de pares de palavras. Como se esperava, os adultos mais jovens, escaneados pelo PET, usaram o lado direito do cérebro e se saíram muito bem nos testes de habilidades mentais. Os adultos mais velhos que usaram apenas o lado direito do cérebro, por sua vez, foram também os que haviam obtido pontuações no extremo inferior das aptidões cognitivas. Eles usaram a mesma área cerebral utilizada pelos mais jovens, porém o fizeram com menos eficiência.

No entanto, os adultos mais velhos que usaram *ambos* os lados dos lobos frontais foram os campeões da atividade cognitiva. Com efeito, o padrão foi tão reconhecível que, em seu estudo de 2002 intitulado "Envelhecer com graça: atividade cerebral compensatória em adultos mais velhos de alto desempenho", Cabeza deu um nome a esse padrão: HAROLD, sigla de Hemispheric Asymmetry Reduction in Older Adults [Redução da Assimetria Hemisférica em Adultos Mais Velhos]. Traduzindo, isso significa que, quando somos inteligentes, descobrimos um modo de recrutar toda a energia cerebral de que precisamos.

Nos últimos anos, essa ideia foi levada ainda mais longe, com novas modificações. Por exemplo, Cheryl Grady e a psicóloga Mellanie Springer, da Universidade de Toronto, descobriram recentemente que os adultos mais jovens usavam principalmente seus lobos temporais de nível inferior para solucionar um certo problema de memória, porém as pessoas mais velhas que se saíam bem usavam, ao contrário, os lobos frontais de nível superior. E, o que é ainda mais interessante, foram os adultos com maior grau de instrução que recorreram a essa região cerebral de elite.

Será possível que, no correr dos anos, as pessoas mais instruídas simplesmente tenham se acostumado a convocar reforços cerebrais de alto nível, quando necessário? Pode ser. Como concluiu a própria Grady: "Quanto maior o nível de instrução, maior a probabilidade de que o adulto mais velho recrute as regiões frontais, o que resulta num desempenho melhor da memória." O alto nível de educação parece habilitar os adultos mais velhos a "convocarem a reserva".

Isso sugere que aqueles dentre nós que aprendem a convocar uma parte maior do cérebro saem-se melhor a longo prazo, e que esse truque do cérebro, como diz Grady, tem "alguma importância funcional. Os adultos mais velhos que estão mais aptos a recrutar mais áreas são os de alto desempenho. Isso significa que, em alguns casos, ao envelhecermos, não se trata apenas de o cérebro diminuir a atividade, mas de aumentá-la."

Também é possível que, na juventude, não nos demos o trabalho de usar dois hemisférios cerebrais, ou de recrutar áreas maiores do cérebro, porque, sendo este relativamente novo, isso simplesmente não é necessário. Entretanto, com o aumento do "ruído neural" – aquela interferência das informações irrelevantes –, o cérebro recorre a sua região mais poderosa para que ela o ajude a se concentrar.

– É como gritar num lugar silencioso, o que não faz o menor sentido e não é uma forma eficiente de comunicação – explicou Cabeza, da Universidade Duke. – Num lugar barulhento, porém, gritar pode funcionar melhor e é um meio mais eficaz de comunicação.

## A construção de um andaime cerebral

Recentemente, Patricia Reuter-Lorenz e Denise Park, do Centro de Saúde Cerebral da Universidade do Texas, em Dallas, reuniram todas essas percepções num conceito enxuto, chamado "andaimagem", o qual defende a ideia de que o cérebro é propositadamente estruturado para se reorganizar de maneira constante e para recrutar mais tecido cerebral, de acordo com a necessidade. Nosso cérebro foi feito para dançar conforme a música, e os cérebros melhores – ou mais bem-cuidados – são os que dançam melhor.

– O que nós achamos que acontece – disse-me Park – é que o cérebro constrói continuamente novos andaimes ou plataformas, e responde às mudanças e às pequenas agressões com tentativas de refazer seus circuitos elétricos e se reorganizar.

E ela acrescentou:

– Desconfio de que a meia-idade é uma espécie de encruzilhada disso tudo, na qual ou o cérebro aprende ou não aprende esses novos padrões. Quando mantemos uma boa saúde cerebral, construímos andaimes melhores e nossa capacidade de adaptação continua. Isso quer dizer que, quando você toma boas ou más decisões, ou quando acontecem coisas boas ou ruins, tudo isso tem consequências. É mais ou menos como desgastar as articulações quando se está na casa dos trinta anos: pode ser que isso não incomode até a pessoa chegar aos setenta. Com o cérebro é a mesma coisa. Na meia-idade, o que a pessoa faz é importante.

Ou então, como resumiu Patricia Reuter-Lorenz, de maneira muito animadora: recentemente, houve uma "mudança da caracterização desoladora do envelhecimento como um processo inevitável de danos e declínio cerebrais. Em vez disso, o que vem surgindo é que o envelhecimento pode ser bem-sucedido, associado a ganhos e perdas. Ele não é, necessariamente, um processo unidirecional, mas sim um fenômeno complexo, caracterizado por reorganização, otimização e uma plasticidade funcional duradoura, capaz de permitir a manutenção de uma vida produtiva e feliz".

## A centelha bilateral

Na verdade, há quem vá ainda mais longe e sugira que esse uso bilateral do cérebro talvez seja *o* ingrediente-chave da potência e da criatividade do cérebro na meia-idade. Demonstrou-se, por exemplo, que alguns adultos mais velhos bilíngues, tendo desenvolvido durante toda a vida a capacidade de lidar de forma flexível com duas línguas, em partes separadas do cérebro, exibem menor declínio da função cerebral relacionado com a idade. Isso sugere que as pessoas que estabelecem desde cedo esses padrões de maior uso do cérebro podem ficar em melhores condições, ao longo da vida, numa gama de aspectos diferentes.

Gene Cohen, pesquisador do envelhecimento há muitos anos, que escreveu *The Mature Mind* [A mente madura] e estudou a ligação entre a arte e os neurônios, acha que as ideias e soluções criativas também podem ser parcialmente atribuídas a esse engenhoso truque cerebral. Ao envelhecermos, os dois hemisférios cerebrais ficam mais entrelaçados, permitindo-nos ver padrões mais amplos e ter ideias maiores – o que, na opinião dele, chega ao nível da arte.

"Os hemisférios esquerdo e direito do cérebro ficam mais integrados na meia-idade, abrindo caminho para uma criatividade maior. ... Os neurônios em si talvez percam parte da velocidade de processamento com a idade, mas se entrelaçam de maneira cada vez mais enriquecedora, ... é por isso que a idade é uma vantagem tão grande em campos como a edição, o direito, a medicina e o treinamento e gerenciamento", escreveu Cohen.

E ainda:

> À medida que o cérebro fica mais densamente interconectado, sua bifurcação também se torna menos rígida. Na maioria das pessoas, o hemisfério esquerdo se especializa na fala, na linguagem e no raciocínio lógico, enquanto o direito lida com tarefas mais intuitivas, como o reconhecimento facial e a interpretação de pistas afetivas, ... mas esse padrão se modifica ao envelhecermos. ... Os mais velhos tendem a usar os dois hemisférios. ... Essa integração neural torna mais fácil conciliar nossos pensamentos com nossos sentimentos.

Robert Cabeza não vê nenhuma loucura nessa ideia:

> – Talvez isso signifique que, ao executar uma tarefa com os dois hemisférios, você simplesmente se sai melhor – sugeriu. – Nós vemos isso acontecer com coisas físicas... como mover uma cadeira com as duas mãos ou dobrar os joelhos para apanhar alguma coisa. Talvez, pensando bem, esse seja um jeito melhor de fazer as coisas: previne lesões e é melhor para o corpo todo. Se sabedoria é aprender a usar o cérebro de maneiras diferentes, bem, no final das contas, talvez isso também funcione melhor.

## O mapa genético

Na sala dos fundos de um laboratório da Faculdade de Medicina da Universidade Harvard, há um grande freezer em forma de caixa cujo conteúdo é mantido a 140°C abaixo de zero. Se você levantar a tampa, verá fileiras de pequenos recipientes de plástico, todos contendo fragmentos minúsculos de cérebros humanos. As amostras cerebrais, criteriosamente codificadas e catalogadas, provieram de adultos de 26 a 103 anos de idade.

E foi nesses cérebros, nas profundezas de suas dobras microscópicas, que os cientistas encontraram ainda mais provas de que os cérebros embarcam para valer em viagens diferentes na fase intermediária da vida. E, embora esses caminhos divergentes possam relacionar-se com os níveis de educação e outras estratégias adaptativas, o curso do cérebro também é determinado por nossos genes.

Nascemos com um mapa genético, com certos genes – ou segmentos do DNA celular – programados para ativar determinadas proteínas, as quais, por sua vez, regulam o modo de funcionamento de nosso corpo e de nosso cérebro. Mas esses genes – esse DNA – podem sofrer danos ao longo do tempo, talvez por um processo predeterminado de envelhecimento normal, ou por causa do meio em que vivemos, a exemplo do nível de toxinas a que ficamos expostos, e pelo modo como nos portamos nesse meio – se fazemos exercícios, comemos corretamente, damos batidas com a cabeça ou contraímos doenças. Quando ocorrem lesões, os genes podem não ser capazes de dizer corretamente às proteínas de nossos neurônios o que fazer.

Os cientistas que cuidam dos neurônios congelados queriam verificar se conseguiriam descobrir um padrão de atividade genética em cérebros de idades variadas. E descobriram. Depois de escanearem amostras cerebrais com um *chip* genético, um instrumento recém-inventado que é capaz de medir a atividade de um gene e os danos sofridos por ele, os pesquisadores de Harvard descobriram que, em termos do estado geral, os cérebros de pessoas abaixo de quarenta e acima de 73 anos exibiam basicamente o que seria de se esperar: poucos danos e muita atividade no primeiro grupo, mais danos e menos atividade no segundo.

Os cérebros de meia-idade, entretanto, espalhavam-se por todo o mapa. O cérebro de um homem de 45 anos encontrou sua maior semelhança no cérebro médio de pessoas acima dos setenta. E o cérebro de uma mulher de 53 anos equiparou-se ao de indivíduos na faixa dos trinta.

– Os indivíduos podem divergir em seus índices de envelhecimento, ao transitarem pela meia-idade, aproximando-se do estado de "velhice" em velocidades diferentes – disse Bruce Yankner, neurocientista de Harvard.

Embora as amostras tivessem sido obtidas de cadáveres de pessoas submetidas a cirurgias no cérebro, e ainda que essas condições pudessem ter exercido certo impacto, de modo geral esses cérebros eram considerados normais e indicativos do que se encontraria em adultos vivos saudáveis.

– Na meia-idade, os cérebros tornam-se especialmente variáveis – afirmou Yankner.

O estudo feito por ele e seus colaboradores, publicado em 2004 na revista científica *Nature*, foi o primeiro a examinar sistematicamente o modo como o cérebro envelhece em seu nível mais básico – os genes –, usando esses *chips* genéticos, ou micromatrizes.

Os estudos de Yankner, mais do que outros, aproveitaram essa nova tecnologia para tentar descobrir o que acontece no nível genético quando o cérebro envelhece. Até o momento, sua equipe examinou 20 mil genes ligados a proteínas cerebrais e constatou o mesmo resultado, duas vezes.

As mudanças dos genes afetados pelo envelhecimento (cerca de 4% do total) costumam ter início no fim da casa dos trinta anos, muito mais cedo do que se esperava. Em particular, Yankner encontrou mudanças relacionadas com a idade em aproximadamente vinte genes que são cruciais para a aprendizagem, a memória e para a flexibilidade neuronal.

Mas também aí houve uma boa notícia. Yankner descobriu que, mais ou menos na mesma época – fim dos trinta a início dos quarenta anos –, um outro grupo de genes "enfermeiros" entra em ação para ajudar. Trata-se de genes que protegem os neurônios e reparam suas lesões, e eles começam a fazer hora extra no trabalho, talvez retardando o impacto líquido dos danos. Essa também poderia ser parte da razão por que, muitas vezes, o declínio cognitivo só aparece em épocas posteriores da vida – e de por que alguns conservam sua destreza intelectual por mais tempo que outros. Talvez algumas pessoas simplesmente tenham mais genes enfermeiros que outras – ou, por alguma razão, consigam preservar os que funcionem melhor. E essas diferenças microscópicas começam a aparecer na meia-idade.

Quando conversamos recentemente, Yankner me disse:

– Parece haver um perfil semelhante entre os jovens abaixo de quarenta anos e um perfil semelhante depois dos 73, porém o grupo mais variável situa-se entre quarenta e setenta anos. Foi justamente na meia-idade que pudemos ver a transição nos genes ligados à idade. Eles simplesmente não envelheciam com a mesma velocidade. Alguns pareciam-se com os dos jovens, outros eram mais parecidos com os dos velhos. Foi realmente impressionante. A pesquisa ainda se encontra em seus estágios iniciais, mas essas mudanças dos genes ligados à função sináptica, à aprendizagem e à memória poderiam ajudar a explicar os declínios sutis, na meia-idade, em habilidades como a memória de curto prazo.

Contudo, Yankner acrescentou, em tom mais otimista, que outros genes assumem essa responsabilidade:

– Trata-se dos genes que protegem a célula de lesões e ajudam a construir novas ligações. Por isso, ao mesmo tempo que existe esse declínio, também entra em ação essa atividade compensatória. Eu diria que na maioria das pessoas, na meia-idade, é provável que haja um equilíbrio entre as duas coisas.

Obviamente, o lado que vence esse jogo de equilíbrio é crucial. Yankner gosta de falar de uma mulher de 93 anos que estava em quase perfeitas condições cognitivas ao morrer, e que doou o cérebro ao laboratório dele. E, o que talvez não surpreenda, quando os pesquisadores examinaram o cérebro dela, constataram que ela possuía os padrões cerebrais genéticos de uma pessoa na meia-idade.

– Sabemos que ela estava cognitivamente intacta, e nas mesmas condições estava seu cérebro – disse-me Yankner.

Como é possível que alguns tenham tanta sorte? Será alguma coisa que eles comem, ou leem, ou fazem? E como é possível, no extremo oposto do espectro, que outros tenham tanto azar em matéria de cérebro? Será que os afortunados são melhores desde o começo, ou, como suspeita Yankner, eles têm – ou desenvolvem – melhores mecanismos de reparação e estratégias adaptativas no cérebro? E será que esses mecanismos significam que eles continuam aptos a convocar uma parte maior do cérebro – dos dois hemisférios – para ajudá-los?

Pode ser que tudo isso simplesmente siga uma programação genética prévia. Talvez, ao longo do tempo, especula Yankner, a evolução tenha produzido escolhas. Talvez, com o tempo, ela tenha revelado que era mais importante mantermos nossos músculos cardíacos em plena forma e deixarmos o cérebro, em particular a memória de curto prazo, declinar um pouquinho. Afinal, seria mais importante fazer o coração bombear sangue para fugirmos de um tigre furioso do que nos lembrarmos exatamente do que tínhamos comido no café da manhã.

Ainda assim, junto com a maioria dos cientistas, Yankner considera provável que acabemos descobrindo que as alterações do cérebro em processo de envelhecimento provêm não apenas dos genes, mas de uma combinação do nosso DNA com o meio em que ele vive – o ambiente e a nossa maneira de levar a vida. E isso significa que podemos fazer uma verdadeira diferença – e que o que fazemos por nós mesmos durante a meia-idade pode ser especialmente crucial.

– Há muitos sistemas redundantes embutidos nas células humanas para consertar danos. Existe um bom sistema para manter o cérebro intacto – disse Yankner, que, aos cinquenta anos, está bem no centro da encruzilhada cerebral. – O mais surpreendente é que esse sistema venha a falhar. Esse é o grande mistério do envelhecimento.

# 8. Capacidade mental extra

## Um reservatório a explorar quando necessário

Então, se o nosso cérebro de meia-idade, no cômputo geral, é tão magistral e maravilhoso, o que podemos fazer para mantê-lo assim?

Para responder a isso, não há melhor lugar para começar do que com uma freira que já morreu.

O nome dela – ou o nome que lhe deram na bibliografia científica – é irmã Bernadette, e ela nos forneceu pistas intrigantes do que talvez seja o mais poderoso estratagema do cérebro. A irmã Bernadette fez parte de uma pesquisa famosa que ficou conhecida como Estudo das Freiras. A partir de 1986, David Snowdon, cientista da Universidade do Kentucky, junto com seus colaboradores, estudou 678 freiras católicas, num experimento extraordinário para examinar como e por que o cérebro envelhece.

Como parte do estudo, as freiras, integrantes do convento das Irmãs Docentes de Notre Dame, fizeram testes mentais periódicos – quantos nomes de animais elas eram capazes de fornecer em um minuto, quantas moedas conseguiam contar corretamente ou de quantas palavras conseguiam lembrar-se depois de vê-las em cartões exibidos por um período curtíssimo. Ao longo dos anos, elas também forneceram informações pessoais – quem eram seus pais, de que doenças elas sofriam, quantos anos tinham de escolarização –, detalhes que foram meticulosamente catalogados e guardados em arquivos do convento.

E, o que talvez seja o mais importante, todas as freiras concordaram em que, depois da morte, doariam seus cérebros, os quais vão sendo colocados em cubas de plástico e enviados a um laboratório, no qual são armazenados e analisados.

As freiras são uma amostra particularmente conveniente para um estudo, porque em geral é possível eliminar uma série de atividades – fumar e beber em excesso, por exemplo – que não são muito boas para o cérebro e distorcem os resultados. E o Estudo das Freiras tem feito uma porção de descobertas fascinantes, inclusive sugestões de que a demência pode estar ligada a pequenos derrames ou à insuficiência de ácido fólico na dieta. E, num resultado especialmente notável, as freiras que haviam usado as frases mais rebuscadas – cheias de ideias mais complexas e otimistas – ao escreverem suas redações autobiográficas na casa dos vinte anos, tiveram um risco mais baixo de demência, décadas depois.

Mesmo assim, em meio a tais revelações, a história da irmã Bernadette se destaca. Ela era uma estrela entre as freiras. Obtivera seu grau de mestrado ainda jovem e lecionara por 21 anos no ensino fundamental e por mais sete no ensino médio. Aos 81, 83 e 84 anos, ela gabaritava qualquer teste cognitivo a que fosse submetida. E então, uns dez anos atrás, depois que um infarto fulminante lhe tirou a vida aos 85 anos, seu cérebro foi enviado para análise, a princípio sem que se conhecesse a identidade de sua dona.

À primeira vista, o cérebro parecia ótimo. Pesava 1.020 gramas, o que é mais ou menos normal. No entanto, como escreveu o dr. Snowdon em seu livro comovente e pessoal, *Aging with Grace* [Envelhecer com graça], a propósito de seu relacionamento com as freiras que ele estudou e a quem se afeiçoou, o exame microscópico do cérebro da irmã Bernadette não tardou a revelar algo muito diferente. Não "havia dúvida de que a doença de Alzheimer se espalhara por toda parte", escreveu o dr. Snowdon. "Havia emaranhados atulhando o hipocampo e o neocórtex até os lobos frontais. O neocórtex tinha também uma abundância de placas." Na verdade, numa escala usada para determinar o grau do mal de Alzheimer, a irmã Bernadette enquadrou-se no mais grave, o grau 6.

Como era possível? Como podia uma mulher que tinha sido um ás da cognição até a hora da morte ter também vastos emaranhados e placas, que são a marca registrada do mal de Alzheimer? Expressando a surpresa que sentira na época, o dr. Snowdon escreveu: "Apesar da abundância de placas e emaranhados no neocórtex, a função dessa região cerebral parecia incrivelmente preservada. Era como se o neocórtex dela tivesse sido resistente à destruição, por algum motivo. A irmã Bernadette parece ter sido uma dentre aqueles que nós e alguns outros passamos a chamar de 'escapulidos'."

"Escapulidos"?

Será possível? Teria havido alguma coisa nos antecedentes da irmã Bernadette que, apesar de seu cérebro exibir todos os sinais físicos da demência, de algum modo a havia protegido?

Num certo nível, seria fácil descartar o caso dessa freira como interessante, mas atípico. Seria fácil, se ela fosse um caso fortuito.

Mas não é.

Consideremos o caso de um professor aposentado de Londres. Esse professor, conhecido como O Enxadrista nos estudos científicos, adorava jogar xadrez e era excepcionalmente bom nessa atividade. Quando jogava, conseguia facilmente visualizar sete movimentos seguintes. A certa altura, porém, ele notou uma mudança. Embora sua mulher e seus filhos achassem que ainda estava ótimo, ele ficou preocupado. Constatou que só conseguia prever *quatro* jogadas. Convencido de que havia algo terrivelmente errado, procurou a clínica de Nick Fox, um neurologista do Instituto de Neurologia da University College, em Londres. Nenhum problema foi encontrado. O professor passou por uma bateria de testes destinados a identificar sinais precoces de demência. O escaneamento do cérebro deu um resultado normal. O professor, então com 73 anos, continuou a jogar xadrez, a ler livros de história, a preparar refeições requintadas e a cuidar das finanças da família, e até aprendeu a usar o computador. Também continuou a fazer exames de neuroimagem, que detectaram poucas mudanças significativas.

Então, passados alguns anos, morreu de causas não relacionadas com seu cérebro. E, para grande surpresa de Fox e da família do professor, a autópsia revelou que o cérebro do Enxadrista também estava repleto das placas e dos emaranhados do mal de Alzheimer. O professor tivera o que se afigurava um caso avançado de demência. No entanto, durante anos, o único sinal externo da doença tinha sido ele só conseguir visualizar quatro jogadas antecipadas no xadrez, em vez de sete.

Como era possível? Como podia um cérebro tão devastado pela doença continuar a funcionar num nível tão alto? Teria alguma coisa protegido o cérebro do professor enxadrista? Teria sido ele, como a irmã Bernadette, um "escapulido"?

## Quem escapa, e como?

Durante muitos anos, os cientistas se intrigaram com a razão de algumas pessoas parecerem suportar os danos causados ao cérebro melhor do que outras, ou de duas pessoas poderem ter derrames da mesma gravidade, mas uma ficar com graves sequelas e a outra se recuperar.

Essas diferenças eram particularmente intrigantes para os neurocientistas, pois quase todos acreditavam que os cérebros sadios, afora uns pontos no quociente de inteligência aqui e ali, eram basicamente iguais. Mais ou menos a partir dos três anos de idade, segundo uma concepção científica sustentada por muito tempo, a janela de oportunidade de aprimoramento começava a se fechar. Poderíamos aperfeiçoar nosso francês, é claro, mas se acreditava que a estrutura básica do cérebro já estava essencialmente formada. E, sob muitos aspectos, essa visão fazia sentido. Ao contrário de outras células do organismo, os neurônios não se dividem, de modo que as mesmas células ficam conosco enquanto estivermos por aqui. Com a idade, alguns neurônios morrem, mas se acreditava que eles não eram substituídos, o que deixaria nosso cérebro acumular todo o lixo e todas as agressões sofridas. Na verdade, achava-se que as grandes mudanças eram não apenas impossíveis, mas, quando aconteciam, em geral eram ruins.

Agora, entretanto, essa visão também se modificou. Até os neurocientistas mais conservadores concordam que, em seu nível sináptico mais básico, o cérebro pode ser remendado, e talvez até imensamente aprimorado, durante a vida inteira.

E a própria trama da nossa vida cotidiana – o modo como passamos os dias úteis e até as férias – pode influenciar nossa maneira de reagir às doenças, às lesões cerebrais ou mesmo às mudanças mais sutis que vêm com a idade.

Essa é a ideia fundamental por trás do que é hoje chamado de "reserva cognitiva", que alguns cérebros possuem ou podem desenvolver – um reservatório de força que, quando as coisas ficam difíceis, oferece proteção, talvez exatamente como o cérebro da irmã Bernadette ou o do Enxadrista. Não é que as pessoas com uma reserva cognitiva sejam mais inteligentes, no sentido convencional. A questão é que elas parecem ter um estoque de energia cerebral de emergência – talvez ligações ou sistemas de reparação cerebrais mais fortes, mais resilientes ou mais eficientes, que podem ser convocados quando necessário. Alguns cérebros são capazes de desenvolver uma espécie de acolchoamento mental que lhes permite tolerar mais danos.

– Quando fizemos a autópsia [do Enxadrista], foi impressionante constatar que, com um nível relativamente brando de disfunção visível, ele tinha mudanças tão alastradas [no cérebro] – disse Fox, quando conversamos sobre seu estudo.

Mas, se ela existe, o que vem a ser essa reserva, exatamente? É possível vê-la? Tocá-la? Será possível, se quisermos, ter uma quantidade maior dela?

A história da reserva cognitiva ainda está sendo escrita. É também uma das histórias mais animadoras já contadas sobre o cérebro – com certeza, a melhor notícia, até hoje, para o cérebro da meia-idade. E é uma história que começou não faz muito tempo.

No início da década de 1980, Robert Katzman morava em Rye, no estado de Nova York, e trabalhava como chefe da cadeira de neurologia na Faculdade de Medicina Albert Einstein, em Nova York. Em seu trabalho, via centenas de pacientes sofrendo de demência, mas havia pouco que pudesse fazer. Naquela época – como agora –, sabia-se pouquíssimo sobre o mal de Alzheimer.

Assim, Katzman resolveu ir mais fundo. Os cientistas sabiam que as pessoas que morriam de Alzheimer costumavam ter placas e emaranhados de fibras no cérebro, mas a relação era obscura. Porventura mais emaranhados significavam mais doença? Na esperança de esclarecer pelo menos esse aspecto, Katzman deu início a um estudo sobre um grupo de idosos que viviam num asilo em Manhattan. Seu objetivo inicial era simplesmente replicar uma constatação anterior, que sugeria que o nível de placas e emaranhados determinava a gravidade da demência.

E, de fato, o dr. Katzman confirmou exatamente isso. Em seu estudo de 1988 sobre 137 residentes de um asilo de idosos, cujos cérebros ele dissecou depois de falecerem, ele viu uma clara relação entre o número de emaranhados e o declínio mental.

Mas o dr. Katzman também descobriu outra coisa. No que chamou de Grupo A, havia alguns pacientes que de modo algum não se enquadravam no padrão. As dez pessoas que compunham esse grupo tinham o cérebro cheio de emaranhados fibrosos, mas, como depois se descobriu em pessoas como a irmã Bernadette e o Enxadrista, elas também haviam funcionado num alto nível cognitivo até o fim. Emaranhados em abundância, mas uma cabeça de primeira.

No asilo para idosos em Nova York, o dr. Katzman havia encontrado o primeiro grupo documentado de "escapulidos".

Quando conversei com ele, o cientista tinha 82 anos e fazia tempo que estava aposentado, sendo professor emérito de neurociências da Universidade da Califórnia em San Diego. Ainda com a mente alerta, ele recordou sem dificuldade sua reação à descoberta dos "escapulidos":

– Foi uma surpresa; nós nos havíamos proposto a apenas replicar os outros estudos. E então descobrimos isso. Foi novo, muito novo.

(O dr. Katzman faleceu em setembro de 2008.)

Eis o que ele escreveu em fevereiro de 1988:

> Nosso estudo realmente fornece constatações notáveis a respeito do Grupo A, formado por sujeitos com a condição mental preservada, mas com claras alterações histológicas do tipo das encontradas no mal de Alzheimer. Esses sujeitos não dementes, com mudanças causadas pelo Alzheimer, estavam tão intactos em termos funcionais e cognitivos quanto os do grupo de controle, o de sujeitos não dementes e livres de marcadores histológicos ou de patologia

> cerebral. … É possível concluir, portanto, que existe um grupo de idosos com o status mental preservado e com alterações causadas pelo mal de Alzheimer.

Ciente de que a maioria das ideias novas e pouco convencionais nem sempre conta com a mais calorosa das recepções, perguntei ao dr. Katzman se ele se lembrava da reação dos outros cientistas na época.

– Se foi controvertido? Ah, foi – disse ele, rindo. – Quer dizer, era algo novo, de modo que, automaticamente, era controvertido. Mas sei que acreditei naquilo na ocasião e acredito agora – acrescentou, sem rodeios. – Tínhamos os dados.

Ocorre que ele também tinha algo mais. Katzman constatou que os cérebros do Grupo A não apenas eram protegidos, de algum modo, como eram também maiores. Como escreveu na época:

> Com respeito ao número de neurônios grandes nas três regiões medidas do córtex, esses residentes do asilo de idosos superaram os sujeitos do grupo de controle e os pacientes dementes, portadores do mal de Alzheimer; … o peso dos cérebros do Grupo A foi maior que o dos pertencentes aos outros grupos, o que sugere ter havido menos atrofia do que a normalmente encontrada nos próprios idosos, ou que esse grupo de pacientes havia começado com mais neurônios e com o cérebro maior, e por isso tinha uma reserva maior.

Intrigado com o que todos esses dados poderiam significar, ele prosseguiu:

> Isso implica que os pacientes do Grupo A tinham uma forma incipiente do mal de Alzheimer, porém não a exibiam clinicamente, por causa dessa reserva maior. … [Os indivíduos que] retiveram neurônios piramidais intactos e cujo cérebro é mais pesado que o de sujeitos normais de idade equiparável … talvez tenham escapado à atrofia dos neurônios grandes que acompanha o envelhecimento normal, bem como à perda de neurônios grandes que costuma ocorrer na doença de Alzheimer, e por isso seu status mental foi preservado, apesar das mudanças iniciais do mal de Alzheimer. Por outro

lado, é possível que tais pessoas tenham começado com um cérebro maior e um número maior de neurônios grandes, e por isso se poderia dizer que tinham uma reserva maior.

Assim nasceu oficialmente a ideia da reserva cognitiva. Ela também foi ligada desde o início a cérebros maiores. Aliás, alguns anos depois, observações semelhantes foram feitas por um técnico que ajudou a dissecar o cérebro da irmã Bernadette: "Vejam a ressonância magnética inicial. Ela mostra uma quantidade incomum de massa cinzenta." Como ponderou o dr. Snowdon em seu livro: "Ocorre que a irmã Bernadette tinha mais massa cinzenta ... do que 90% das outras freiras estudadas."

## A ligação com a instrução

Então, é possível a pessoa escapar? Ela pode ter o cérebro cheio de emaranhados e, ainda assim, dar aulas a uma turma de alunos do nono ano? Mas será que, para isso, também é preciso ter um cérebro gigantesco? Para nós que temos a cabeça menorzinha, essa não chega a ser uma ideia agradável.

Por sorte, a ciência não parou por aí. À medida que as pesquisas sobre a reserva cognitiva amadureceram, tornou-se (felizmente) cada vez mais claro que havia mais coisas nessa história do que mero vigor físico. Embora haja uma correlação entre o tamanho do cérebro e a reserva, constatou-se que a reserva cognitiva é muito mais complexa – e, possivelmente, está ao nosso alcance.

De fato, um dos mais destacados produtores dessa capacidade cerebral extra vem a ser algo que deixaria nossos professores do primeiro ano primário orgulhosos: a instrução. Assim como as pessoas mais cultas parecem mais aptas a convocar um número maior de partes do cérebro, quando necessário, a instrução também parece oferecer uma espécie de proteção global, pelo menos contra as manifestações externas de doença.

– A instrução modifica o cérebro, hoje isso está claro – disse-me o dr. Katzman, quando conversei com ele sobre o ponto em que nos encontramos no que tange à reserva cognitiva. – Creio que não sabemos exatamente como, mas ela modifica o cérebro.

Nos últimos anos, diferentes estudos constataram uma ligação indelével entre os níveis de instrução – ou, no caso dos que não têm acesso à educação formal, os níveis de domínio da leitura e da escrita – e a qualidade do envelhecimento cerebral. Essa não é uma ideia surgida inteiramente do nada. Durante muitos anos, a instrução foi ligada à maior longevidade, em termos gerais. As razões ainda se encontram em debate, mas a ideia continua firme e séria. Como escreveu recentemente minha colega Gina Kolata, numa série jornalística sobre o envelhecimento: "O único fator social que os pesquisadores concordam em afirmar que está sistematicamente ligado à maior longevidade, em todos os países em que foi estudado, é a educação. Ela é mais importante do que a raça; oblitera qualquer efeito da renda" e pode, "de algum modo, ensinar as pessoas a retardarem a satisfação" – hábito que pode significar abrirmos mão daquele docinho ou daquele cigarro e, em vez deles, fazermos uma caminhada.

Apesar disso, ligar os níveis de instrução especificamente ao envelhecimento cerebral tem sido mais controvertido e muito mais complicado. Algumas provas iniciais vieram do Estudo das Freiras, cujos primeiros resultados mostraram que aquelas que tinham níveis mais altos de instrução envelheciam com mais independência e eram capazes de tomar banho, comer e se vestir sozinhas por um período consideravelmente mais longo do que suas equivalentes menos instruídas.

Mas esse resultado tentador foi pequeno, e até David Snowdon, que conduziu o Estudo das Freiras, admite que, ao apresentá-lo numa conferência científica em 1988, a reação ficou longe de ser altamente receptiva, o que o fez comentar que tivera "uma acolhida melhor da plateia para o [seu] projeto da 4-H* sobre as galinhas, na Feira do Condado de San Bernardino".

---

* Organização juvenil norte-americana administrada pelo Instituto Nacional de Alimentação e Agricultura, que faz parte do Ministério da Agricultura dos Estados Unidos. Os quatro agás do nome representam as quatro áreas de desenvolvimento pessoal promovidas pela organização: *head, heart, hands, health* – cabeça, coração, mãos e saúde. (N.T.)

Mais tarde, Katzman também constatou esse resultado. Num dos primeiros grandes estudos epidemiológicos feitos na China, com 5 mil pessoas residentes em Xangai, no fim da década de 1980, Katzman descobriu que as desprovidas de instrução tinham o dobro do risco de desenvolver demência das que haviam concluído o curso médio, ou até o ensino fundamental. Resultados semelhantes foram posteriormente obtidos em levantamentos populacionais dos índices de demência na França, na Itália, na Suécia e em Israel.

"A doença de Alzheimer é um processo democrático", escreveu Katzman, ao resumir os seus resultados, mais adiante. "Médicos e psicólogos, mestres enxadristas e físicos, matemáticos e músicos podem tornar-se vítimas dessa moléstia. ... Entretanto, diversos estudos comunitários recentes relatam que os indivíduos sem instrução ou com baixo nível educacional são mais propensos a desenvolver a demência e o mal de Alzheimer. Isso tem profundas implicações sociais e biológicas, além de médicas."

## Reserva e respeitabilidade

Apesar dessas descobertas, contudo, a reserva cognitiva tem travado uma luta inglória pela respeitabilidade. As dúvidas e discordâncias persistem. Ninguém sugeriu – nem jamais constatou – que a instrução possa impedir, de algum modo, que o indivíduo venha a ter placas e emaranhados ou a ficar demente. Frequentar a escola ou instruir-se como autodidata não eliminam a patologia. Mas, afora essa ideia, poucas outras coisas têm sido objeto de consenso.

E, desde o começo, todo esse conceito enfrentou um sério problema do ovo ou da galinha. Seria uma simples questão de que os indivíduos com um cérebro melhor buscavam maior instrução, ou liam mais, e depois desenvolviam cérebros ainda maiores, em consequência disso? Ou será que os mais propensos a se tornarem mais cultos eram simplesmente os que tinham recebido melhor nutrição quando pequenos, ou aqueles cuja vida, em geral, era mais protegida das toxinas capazes de prejudicar o cérebro?

Muita gente não engolia de modo algum a ideia da reserva cerebral. Uma dessas pessoas era Yaakov Stern, neurocientista do Colégio de Médicos e Cirurgiões da Universidade Columbia. Recém-saído da pós-graduação e trabalhando em Manhattan, no fim da década de 1980, Stern tinha ouvido histórias sobre a reserva cognitiva, ou reserva de capacidade mental – um conceito que, em suas palavras, vinha "sendo circulado a torto e a direito". Mas ele, como muitos outros na época, achava que era uma simples questão de diagnóstico. A seu ver, as pessoas mais instruídas simplesmente se saíam melhor nos testes cognitivos, e por isso tendiam menos a ser diagnosticadas como dementes.

– Eu achava que era uma distorção diagnóstica – disse-me Stern.

Ao progredir na carreira, ele se descobriu numa boa posição e munido de verbas suficientes, e resolveu examinar a reserva cognitiva seriamente.

Curiosamente, ele também se concentrou num grupo de idosos que vivia em Manhattan. Mas seu grupo não morava em asilos e tinha uma vasta gama de níveis de instrução, além de ter ocupações variadas e ser etnicamente diversificado. Dadas as suas preocupações com o diagnóstico, Stern tomou todo o cuidado possível para se certificar de que, apesar dos graus variáveis de escolaridade, os participantes estavam no mesmo nível de capacidade cognitiva ao se iniciar o estudo. Ele também fez uma triagem em busca de sinais de pequenos derrames ou de problemas vasculares. Depois disso, acompanhou o grupo durante quatro anos, para ver o que acontecia.

E a coisa se repetiu. Stern e seus colaboradores constataram que as pessoas mais instruídas do grupo tinham muito menos probabilidade de exibir sinais externos de demência. Para acrescentar mais uma complicação, ele também descobriu que os indivíduos com ocupações mais complexas – o que em geral significava lidar com seres humanos, em vez de trabalhar com máquinas repetitivas, como numa linha de montagem – tinham muito menos probabilidade de ficar dementes. Em 1994, Stern publicou seu estudo no ilustre *Journal of the American Medical Association*.

– Descobrimos que os que tinham menos de oito anos de escolaridade eram duas vezes mais propensos à demência, e os que tinham um nível de instrução inferior a esse e ocupações de nível baixo eram três vezes mais propensos – disse Stern.

Mais uma vez, o resultado foi surpreendente, sobretudo para o cético Stern. O importante foi que, nesse estudo, todos os participantes encontravam-se no mesmo ponto, inicialmente, em termos da capacidade mental e do estado geral de saúde. O único aspecto em que eles diferiam era seu nível de instrução. O estudo também foi importante porque acompanhou o grupo em sua evolução, sem ter ideia de qual seria o desfecho. Com efeito, os resultados foram tão notáveis, que Stern pendeu completamente para o lado oposto, e é hoje um verdadeiro defensor da ideia da reserva cognitiva.

Entretanto, para se convencer por completo, ele se propôs examinar essa reserva por todos os ângulos em que conseguisse pensar. Ele e seus colaboradores descobriram que, entre os indivíduos que exibiam os mesmos sinais externos de demência, os mais instruídos eram também os que tinham os níveis mais baixos de fluxo sanguíneo cerebral – sinal de um nível mais grave de patologia. Em outras palavras, mais uma vez, os de alto grau de instrução tinham uma condição física pior no cérebro, porém alguma coisa os protegia do pleno impacto de sua demência. Como acontecera com a freira e com o Enxadrista, algo os ajudava a tolerar melhor os pretensos efeitos da doença.

Em outros dois estudos reveladores, Stern e sua equipe constataram que os pacientes dementes com nível mais alto de instrução ou de ocupação declinavam e morriam mais depressa, depois de serem diagnosticados. Embora, à primeira vista, isso pareça contrariar a intuição, combina perfeitamente com a teoria da reserva cognitiva. Sugere que os que são capazes de convocar uma capacidade mental maior conseguem deter os sinais externos da doença. Depois, quando ela enfim se torna externamente visível, seus efeitos estão muito mais agravados no cérebro, e esses pacientes pioram e morrem mais depressa. Essas pessoas, que são outros "escapulidos", no dizer de Stern, "têm menos tempo para conviver com os efeitos da doença, o que parece ser bom". É melhor ser uma mulher de 84 anos sem problemas aparentes, que declina depressa e morre, do que uma que passa anos com suas aptidões debilitadas.

Mesmo assim, muitos pesquisadores continuaram não convencidos e confusos. Depois de publicado o seu primeiro estudo, Stern recebeu um telefonema de uma mulher cujo marido, ganhador do Prêmio Nobel, vinha sofrendo de um caso terrível de Alzheimer. Segundo Stern, ela lhe perguntou: "De que diabo vocês estão falando?"

Embora ninguém estivesse sugerindo – nem afirme agora – que a instrução era uma garantia contra a demência, a ideia de que algo tão amorfo quanto a educação pudesse proteger o cérebro do ataque físico real de uma doença grave era difícil de engolir.

– Simplesmente não achávamos que o cérebro funcionasse assim – disse Stern.

Cada vez mais, porém, parece que funciona. Outras pesquisas sólidas, como o Estudo de Ordens Religiosas do Centro Médico da Universidade Rush (mais freiras, além de padres), em 2004, também revelaram que, para um dado nível de gravidade, os mais instruídos, quando autopsiados, mostraram ter mais emaranhados e placas. Novamente, isso sugeriu que os de maior instrução ficavam protegidos por mais tempo do impacto mais grave da doença.

Esse mesmo grupo também constatou que não era apenas o nível de instrução que se ligava ao risco de demência, mas também as "atividades estimuladoras da cognição". Num estudo que constituiu um marco, e que ajudou a impulsionar a indústria das palavras cruzadas, o grupo do Centro Médico Rush descobriu que, num período de cinco anos, os que mais haviam feito para ativar seus neurônios tinham aproximadamente metade da probabilidade de desenvolver o mal de Alzheimer. As atividades estimulantes foram definidas como aquelas em que "a busca ou o processamento de informações" eram centrais, além de serem algo que o indivíduo podia fazer sozinho (para excluir dos fatores considerados o impacto do convívio social, que também pode ser imensamente benéfico para o cérebro). Isso quer dizer que jogar bridge não estava na lista, porém ler revistas ou jornais, frequentar bibliotecas, fazer jogos com palavras, ter aulas de música ou aprender uma língua estrangeira, tudo isso estava.

Um pesquisador do laboratório de Stern na Universidade Columbia também acrescentou outros dados sólidos. Num estudo de 1.772 adultos não dementes, Nick Scarmeas constatou que até os que tinham um nível mais alto de "atividades de lazer", como caminhar, visitar amigos ou ler, apresentavam um risco 38% menor de desenvolver a demência do que as pessoas que faziam tais coisas com frequência menor. E o risco de demência mostrou uma redução de 12% a *cada* atividade adicional acrescentada – um resultado que se sustentou, independentemente do nível de ocupação ou instrução.

Continua a ser perfeitamente possível, é claro, que as pessoas que enchem sua vida de concertos e aulas de chinês simplesmente tenham um material cerebral melhor, para começo de conversa. Porém os estudos mais rigorosos têm feito todo o possível para garantir que todos os participantes estejam no mesmo nível cognitivo geral desde o começo. Também é verdade que alguns indivíduos que se saem mal podem ter sinais precoces e não detectáveis de demência ou de doenças vasculares. Mas, como resumiu Nick Scarmeas, num livro organizado por Stern sobre as pesquisas mais recentes a respeito da reserva cognitiva: "De modo geral, os dados acumulados parecem defender a tese de um efeito protetor das atividades físicas, intelectuais e sociais contra o declínio cognitivo e a demência."

Quase todas as pesquisas recentes têm examinado a relação entre a reserva cognitiva e a demência porque, como doença de progressão lenta, a demência é mais fácil de medir. Ainda mais controvertida tem sido a ideia, mencionada por Scarmeas e muitos outros, de que esse acolchoamento do cérebro também poderia abrandar os ataques menos agressivos do envelhecimento normal.

Entretanto, nos anos mais recentes, houve uma mudança. Atualmente, muitos acreditam que essa reserva cerebral extra é real. E, ao que parece, nossa maneira de conduzir a vida pode ter um impacto muito direto na capacidade geral, na força e no poder de resistência de nosso cérebro.

– A ideia da reserva cognitiva é muito poderosa, mas também é simples – disse Stern. – A verdade é que não existe uma relação linear entre a patologia cerebral e sua manifestação clínica. Há alguma coisa que faz a mediação, e alguns se saem melhor do que outros. E isso não é específico nem mesmo do envelhecimento ou do mal de Alzheimer. Essas são as boas situações para se observar o fenômeno. As provas estão aí.

À medida que houve uma explosão nas pesquisas sobre a reserva cognitiva, seus efeitos passaram a ser vistos em áreas cada vez mais amplas. Em particular, agora os pesquisadores querem saber o que ela significa para as pessoas que estão chegando à meia-idade e indo mais além. Porventura temos de começar a construir essa capacidade mental de reserva quando bebês? No útero? Ou será que ainda podemos pegar um pouquinho dela, se cuidarmos disso depois dos cinquenta? E depois dos sessenta?

Novos estudos sugerem que a reserva cerebral pode ser construída em qualquer época da nossa vida. Um estudo a longo prazo constatou que as pessoas de status socioeconômico elevado e plenamente engajadas em seu meio tiveram o menor declínio intelectual, durante um período de quatorze anos (as viúvas que nunca fizeram parte da força de trabalho e tinham um estilo de vida solitário, ou desvinculado do meio, foram as pessoas que se saíram pior). Outro estudo incluído na coletânea de Scarmeas e Stern – sobre veteranos da Segunda Guerra Mundial, testados duas vezes num período de quarenta anos – constatou que a participação em atividades intelectuais se relacionava com o desempenho intelectual em fases posteriores da vida. Similarmente, um conhecido estudo britânico – um exame a longo prazo de pessoas nascidas na Inglaterra, na Escócia e no País de Gales logo depois da Segunda Guerra Mundial – constatou que a classe social, a ocupação e a instrução do indivíduo aos 26 anos ajudavam a moldar sua capacidade cognitiva aos 53.

Mais recentemente, em 2007, um estudo sobre operários de uma fundição de chumbo descobriu que, entre homens adultos com o mesmo nível sanguíneo de chumbo – um resultado da exposição a metais pesados que sabidamente causa danos neurológicos –, os que obtiveram as pontuações mais altas na leitura, apesar de não ficarem protegidos do declínio na coordenação oculomanual, mostraram-se, de algum modo, protegidos nas áreas cognitivas. Os homens do grupo de melhores leitores tiveram um desempenho 2,5 vezes melhor em tarefas de memória, atenção e concentração não necessariamente relacionadas com a leitura. A autora do estudo, Margit L. Bleecker, neurologista do Centro de Neurologia Ocupacional e Ambiental de Baltimore, disse estar agora convencida de que "o cérebro é parecido com um músculo" e pode ser desenvolvido em qualquer idade: "Os que são mais ativos em termos cognitivos, exercitam-se mais e têm maiores ligações sociais dispõem de uma reserva cognitiva maior."

Com certeza, o desenvolvimento precoce do cérebro é fundamental e as lesões na cabeça ao longo do caminho não ajudam, mas as pesquisas constatam mais e mais que a reserva pode ser aumentada na meia-idade e depois dela. Num levantamento escocês sobre a saúde mental, crianças nascidas em 1921 foram submetidas a um teste de inteligência aos onze anos e, posteriormente, repetiram o teste aos 80. Embora o quociente de inteligência [QI] aos onze anos fosse um prognóstico razoável de como a pessoa se sairia tempos depois – e o QI é parcialmente hereditário –, houve indícios claros de que não ficamos necessariamente presos àquilo com que nascemos. Algumas pessoas do grupo conseguiram ampliar sua pontuação de forma significativa. Alguma coisa vinha modificando o cérebro delas para melhor – mesmo muito depois da infância.

Admitimos que ainda existem discordâncias e dúvidas. Até Nick Fox, em Londres, que relatou o caso do Enxadrista, acredita que a reserva cognitiva tornou-se um assunto tão badalado, que agora se faz toda sorte de afirmações exageradas e basicamente infundadas a seu respeito. Mesmo em relação ao Enxadrista, diz ele, persiste uma pergunta: será que esse professor suportou por tanto tempo o ataque do mal de Alzheimer por causa de "alguma coisa que fez" na vida – como ler, jogar xadrez ou adquirir uma grande instrução –, ou apenas porque "seu cérebro de alto desempenho era assim"?

Hoje, entretanto, a maioria dos dados sugere que podemos fazer diferença através de nossos atos; podemos ampliar nossa reserva, mesmo quando mais velhos.

– A pessoa não nasce, simplesmente, com uma reserva cognitiva, e essa é a parte mais animadora da história – disse Stern. – Ela parece ser maleável, mesmo em fases tardias da vida. A questão é que não temos certeza do que pode ser feito de mais protetor: será que é praticar jardinagem, ou trabalhar com a física das partículas? Precisamos descobrir isso.

Mais do que qualquer outra pessoa, talvez, Stern continua na pista da reserva cognitiva. Um passo complicado após outro, ele vem tentando descobrir o que há em nosso cérebro que é capaz de nos ajudar – e o que podemos fazer para ajudar nosso cérebro. Parte de suas pesquisas mais recentes, por exemplo, confirmou que não são apenas as ocupações complexas que fazem diferença na demência, mas também aquelas extremamente físicas.

– Eu tinha uma visão de torre de marfim da reserva cognitiva, supondo-a ligada a coisas intelectualmente estimulantes – disse Stern. – Agora estou procurando fazer exercícios, usar mais a esteira ergométrica.

Muitos estudos sobre a reserva cognitiva examinaram populações numerosas – os chamados estudos epidemiológicos, que levantam correlações ou tendências. Nos últimos anos, porém, os pesquisadores também voltaram um olhar mais concentrado para o interior do cérebro. Um estudo feito em 2001 por Lawrence Whalley, na Universidade de Aberdeen, na Escócia, constatou que, entre pessoas com os mesmos sintomas comportamentais externos de demência, as mais instruídas também tinham uma deterioração maior da massa branca do cérebro, aquele revestimento externo crucial dos neurônios. Foi mais uma indicação de que, de algum modo, os indivíduos mais instruídos conseguiam lidar com danos maiores e continuar a funcionar.

Num estudo inusitado, os pesquisadores descobriram que, num grupo de pessoas deprimidas e submetidas à terapia de eletrochoque, que sabidamente causa problemas cognitivos, as que tinham níveis mais altos de instrução se recuperaram muito mais depressa. E um estudo recente de Shelli Kesler, da Faculdade de Medicina da Universidade Stanford, constatou que os indivíduos mais instruídos e os de volume cerebral maior tiveram até uma pequena redução do QI depois de lesões cerebrais traumáticas.

– Sou realmente passional no que diz respeito à reserva cognitiva – declarou-me Kesler. – Decididamente, confio na existência dela. É a mesma coisa que um atleta ser melhor nos esportes e estar mais protegido das doenças cardíacas do que uma pessoa obesa.

## A experiência altera a estrutura

– Basicamente – disse Kesler –, a reserva cognitiva é uma espécie de neuroplasticidade; por meio de estudos reiterados sobre animais e seres humanos, sabemos que a experiência é capaz de alterar nosso funcionamento e nossa estrutura cerebrais. Creio que a reserva cognitiva resulta de uma combinação de hereditariedade e experiência de vida. Se você tem pais inteligentes, terá uma reserva superior; é igualzinho ao modelo do atleta: algumas pessoas simplesmente nascem com maior habilidade física; estou tentando identificar genes específicos que possam dotar as pessoas de uma reserva cognitiva maior, ou de maior neuroplasticidade.

E ela acrescentou:

– Mas, tal como acontece com o atleta, já que a genética só vai até certo ponto, o treinamento e a prática são essenciais. Se você se empenha ativamente em atividades mentais e físicas, sobretudo naquelas que têm um desafio gradativo (que ficam mais difíceis à medida que a pessoa avança), você pode também aumentar sua reserva cognitiva. O melhor é aumentar continuamente o desafio ou o grau de dificuldade, para continuar a extrair benefícios... e uma variedade de atividades mentais que sejam novas e estimulantes será a coisa mais útil. Creio que essa é uma das razões por que as pessoas com nível de instrução mais alto tendem a possuir uma reserva cognitiva maior: elas tiveram uma multiplicidade de estímulos mentais e tendem a procurá-los.

E Kesler disse ainda:

– A melhor notícia é que a neuroplasticidade existe durante toda a vida: nunca se é velho demais para aprimorar o funcionamento cerebral.

Em Nova York, o agora também defensor fiel da ideia, Yaakov Stern, na Universidade Columbia, vem até tentando criar reservas cognitivas em seu laboratório.

Muito do que é importante no cérebro, ao envelhecer, acredita Stern, depende não de sua estrutura – de quão grande ele é, quantos neurônios tem, quantas ramificações e conexões –, mas de sua programação, ou seja, de como ele funciona. Stern acredita que o cérebro envelhece melhor quando também tem a capacidade de compensar, ou de "passar para o plano B", usando áreas adicionais ou alternativas para fazer o que precisa ser feito.

Essa é uma versão da ideia do cérebro bilateral. E significa que aqueles que sabem ou conseguem aprender a usar uma parte maior do cérebro, quando necessário, saem-se melhor a longo prazo. Esses são os "escapulidos" sortudos que, no dizer de Stern, "conseguem convocar uma resposta compensatória. Eles estão habituados a acionar essas redes e sabem fazê-lo com mais facilidade".

Outro ingrediente fundamental seria também a eficiência básica do cérebro. Num de seus estudos mais recentes, Stern verificou que, diante de problemas cada vez mais difíceis, os indivíduos de QI mais alto usavam uma percentagem menor de sua capacidade mental geral para obter respostas. Era como se esse grupo pudesse "acelerar" ou fazer crescer o cérebro com menos esforço.

Stern confia firmemente em que, desafiando nosso cérebro ao longo da vida – talvez aprendendo a usar nossos lobos frontais com mais eficiência –, podemos ampliar a reserva cognitiva. Ele também vem tentando descobrir se essa eficiência cerebral pode ser ensinada aos cérebros de meia-idade ou aos mais velhos, para os quais esse treinamento seria mais benéfico.

– Minha melhor maneira de explicar isso é pensar em dois nadadores – disse-me ele. – Se você pegar um ótimo nadador e lhe pedir que nade a extensão de uma raia, e depois me fizer nadar a mesma distância, no fim eu estarei ofegante e o bom nadador nem chegará a transpirar. Ele será mais eficiente. Depois, se você pedir a nós dois para nadarmos dois quilômetros, eu não conseguirei, de jeito nenhum, mas ele sim. Ele não só será mais eficiente, como terá maior capacidade. Se depois você pegar esse bom nadador e lhe amarrar um peso de cinco quilos na cintura, como ele se sairá?

O peso de cinco quilos representaria a meia-idade, a velhice e a doença. E a pergunta a ser respondida – a pergunta cuja resposta vem sendo buscada com uma paixão que deixaria orgulhoso aquele antigo perseguidor da fonte da juventude, Ponce de León – é: como é possível, ao mesmo tempo que esquecemos onde estacionamos o carro, construirmos uma reserva cerebral e mantermos o cérebro em plena atividade?

PARTE III

# Cérebros mais saudáveis

## 9. Movimente-se e conserve o juízo

O exercício constrói o cérebro

Kevin Bukowski tem 47 anos e, embora sempre tenha sido corredor, havia relaxado nos últimos tempos. Então, quando lhe ofereceram aulas grátis numa academia de ginástica, como parte de um trabalho de pesquisa, ele resolveu levar os exercícios a sério. Acordava às cinco da manhã em sua casa, no norte do estado de Nova York, pegava um ônibus às seis e, uma hora depois, estava na esteira ergométrica da academia, em frente ao centro médico da Universidade Columbia, em Manhattan, onde trabalha ajudando a coordenar ensaios clínicos. Todos os dias, três ou quatro vezes por semana, Bukowski seguiu a mesma rotina: vinte minutos na esteira, vinte minutos de abdominais. E o que aconteceu? Passados cinco meses, ele ficou contente ao descobrir que havia perdido alguns quilos, seu índice de massa corporal havia baixado e ele se sentia melhor "em termos emocionais, físicos e espirituais. Eu simplesmente tinha mais energia e não ficava tão exausto, ao fim de um dia cansativo".

Porém o mais importante de tudo é que seu giro denteado foi ao delírio. *Giro denteado*? Está longe de parecer alguma coisa por que valha a pena sair da cama, seja lá o que for. Giro denteado?

Pois é. Nos últimos anos, o giro denteado, uma pequena parte do hipocampo, área crucial para a memória, despontou como um superastro na história do envelhecimento cerebral. E ocorre que o giro denteado, como se constatou, gosta especialmente de exercícios. Não faz muito tempo, aliás, ele causou um certo furor no laboratório da Universidade Columbia. Num começo de tarde, um grupo de cientistas observava um pequeno monitor de computador. O slide mostrava o que havia acontecido com o cérebro de um camundongo que passara semanas correndo em sua rodinha, chegando até 20 mil rotações por dia.

Ao observarem a tela, os pesquisadores viram surgir minúsculos pontos verdes na imagem microscópica do cérebro do camundongo. Os pontinhos eram novos neurônios, marcados com um corante que os fazia brilhar num tom verde vivo. Praticamente não havia nenhum ponto verde no cérebro dos camundongos que não tinham feito exercícios, mas no camundongo que correra em sua roda, fiel e voluntariamente, lá estavam eles, com clareza cristalina – pontinhos verdes no meio do giro denteado. O exercício havia instigado o nascimento de novos neurônios – a neurogênese. E os cientistas, todos veteranos tarimbados, mal conseguiram acreditar no que viam, em particular Scott Small, em cujo laboratório nasceram os novos filhotes de neurônio:

– Ver aqueles pontos verdes se acenderem no camundongo – disse Small, quando conversei com ele sobre esse dia –, ver com tanta clareza os novos neurônios que tinham surgido com o exercício, aquilo foi impossível de ignorar. Meus colegas começaram a calçar os tênis.

Nestes últimos anos, a neurociência tem se empenhado numa séria caçada para descobrir como empurrar nosso cérebro na direção certa, à medida que ele envelhece. Será que existem coisas reais que podem ajudar cérebros reais, na vida real? O nível de instrução parece servir de amortecedor para o cérebro. E há uma porção de outras ideias – e um sem-número de afirmações exageradas – por aí. Jogar sudoku? Fazer meditação profunda?

No momento, a resposta mais promissora é o exercício. Em um estudo rigoroso, o exercício desponta como o que temos de mais parecido com uma varinha de condão para o cérebro, o melhor construtor de ramos, novos neurônios e, ao lado da instrução, talvez, o acolchoamento mental da reserva cognitiva.

Faz décadas que os cientistas suspeitam que o exercício, em especial o exercício aeróbico, é bom para o cérebro, assim como é bom para o coração. Como todas as nossas células, os neurônios precisam de oxigênio, e quanto mais o sangue consegue espalhar oxigênio, melhor. Fluxo sanguíneo é fluxo sanguíneo. Aquilo que nos mandam fazer em prol do coração – manter o colesterol e a pressão sob controle, para ter certeza de deixar nossas artérias na melhor forma possível – revela-se tão bom ou até melhor para o cérebro. E Scott Small, com seus pontos verdes, está na vanguarda do que é hoje um esforço feito com todos os recursos possíveis para descobrir exatamente como isso funciona.

Enérgico e comunicativo, Small, de 46 anos, tem feito o que pode para conservar seu próprio cérebro de meia-idade. Adora um jogo de tênis e, nos últimos tempos, começou a praticar snowboard. A questão é: será que, quando ele chegar aos sessenta, setenta e até aos oitenta anos, toda essa movimentação deixará seus lobos frontais tão afinados quanto seu *forehand* no tênis?

Na primavera de 2007, Small publicou um estudo extraordinário, que sugere que a resposta é sim. Esse estudo, que começou com animais, primeiro separou 46 camundongos em dois grupos. Durante duas semanas, um dos grupos foi mantido em gaiolas providas de rodas giratórias, o outro em gaiolas sem esse equipamento, e depois desse período os pesquisadores fizeram o escaneamento do cérebro dos camundongos, para ver o que estava acontecendo com seu fluxo sanguíneo cerebral. Na verdade, o laboratório de Scott Small foi um dos primeiros a desenvolver as técnicas de escaneamento do cérebro de camundongos minúsculos, passo que permitiu aos pesquisadores não apenas ver o que acontece, neurônio por neurônio, mas também validar resultados de estudos de neuroimagem do cérebro humano que são difíceis de interpretar. Nesse estudo, por exemplo, injetou-se nos camundongos uma substância – hoje proibida em seres humanos – que adere às novas células e permite aos cientistas ver com exatidão onde se formam novos neurônios. Depois disso, os pesquisadores examinaram cortes microscópicos do cérebro dos camundongos.

Small e seus colegas encontraram o que esperavam. Os camundongos que haviam corrido nas rodas tinham aumentado o fluxo sanguíneo no giro denteado, essa pequenina parte do hipocampo, estrutura crucial para a memória. O aumento também continuou presente muito depois de os camundongos pararem de se exercitar, o que significou que não proviera da aceleração transitória do metabolismo que ocorre normalmente quando alguém faz exercícios. E, bem no meio dos giros denteados cerebrais desses camundongos, Small e sua equipe também viram os pontos verdes dos novos neurônios. Havia quase *o dobro* de novos neurônios marcados de verde nos camundongos que se exercitaram, em comparação com os que não se exercitaram.

Para Small e seus colegas, foi um resultado importantíssimo, um sinal claro de que o exercício não só era um produtor potente de novos neurônios, como haviam sugerido alguns resultados anteriores, mas também parecia "visar seletivamente" ao giro denteado cerebral – bem no centro da maquinaria cerebral da memória –, uma área que parece declinar com o processo normal de envelhecimento. Isso significa que o exercício realmente pode ajudar a impulsionar nossa memória ao envelhecermos.

– O hipocampo, na verdade, é um circuito de regiões diferentes – disse Small –, e o exercício visa a uma área específica do hipocampo que é o giro denteado.

Embora seja verdade que o estudo de Small sobre os pontos verdes foi muito restrito, ele faz sentido, em parte, por se basear em sólidas pesquisas de outros grandes neurocientistas. Com efeito, algumas das primeiras provas claras de que o exercício revigora o cérebro vieram do coautor do estudo de Small, Fred Gage.

Um dos mais renomados neurocientistas atualmente em atividade, Gage foi o primeiro a constatar que correr – e apenas correr – era capaz de fazer nascerem novos neurônios. No fim da década de 1990, Gage e seus colaboradores, inclusive Henriette van Praag, no Instituto Salk, em La Jolla, na Califórnia, decidiram ver o que aconteceria se os camundongos pudessem correr quanto quisessem, o que, em geral, significava quatro ou cinco horas por noite, ou até cinco quilômetros.

Posteriormente, Gage os submeteu a um teste clássico. Colocou-os num tanque de água turva e deixou que eles encontrassem uma pequena plataforma, escondida abaixo da superfície, na qual poderiam apoiar-se. Chama-se a isso o labirinto aquático de Morris, e ele é uma das melhores maneiras de determinar a inteligência de um camundongo – uma espécie de teste de

QI dos camundongos, digamos. Esses animais não aprendem realmente a nadar, de modo que, ao serem imersos na água, procuram encontrar a pequena plataforma com todo o empenho possível. Os que a localizam mais depressa, nas imersões posteriores, são considerados cognitivamente superiores a seus pares.

O que Gage e sua equipe descobriram foi que os camundongos que mais se exercitavam eram não apenas muito mais eficientes na localização da plataforma, na segunda e terceira tentativas, como tinham também o dobro de novos neurônios.

E onde estavam os novos neurônios? Exatamente no mesmo lugar onde Gage e Small os encontraram, posteriormente, nos camundongos da Universidade Columbia – no meio do giro denteado. "Nossos resultados indicam que a atividade física é capaz de regular a neurogênese no hipocampo, a plasticidade sináptica e a aprendizagem", concluiu Gage em seu artigo de 1999. Em estudos posteriores, ele descobriu que o exercício também despertava o mecanismo dos neurônios recém-nascidos em camundongos idosos.

É claro que esses experimentos tinham sido realizados apenas com camundongos, mas Gage, que certa vez foi chamado de "o empresário da neurociência", era um homem resoluto. Estava no caminho certo para descobrir as raízes e a promessa da neurogênese.

## Cem anos de equívocos

Como a maioria dos conceitos novos, a ideia de que um cérebro adulto – animal ou humano – pudesse de fato gerar novos neurônios teve um mau começo, constituindo um excelente exemplo de como a ciência avança aos solavancos, na melhor das hipóteses. Até recentemente, a maioria dos neurocientistas não se afastara um passo das conclusões extraídas em 1931 por Santiago Ramón y Cajal, um pesquisador espanhol e ganhador do Prêmio Nobel que escreveu, com toda a confiança: "No cérebro adulto, as vias neurais são fixas e imutáveis. Tudo pode morrer; nada pode ser regenerado."

Era uma ideia que parecia fazer sentido. Mas estava errada. O próprio Gage escreveu, num artigo de 2003 publicado na revista *Scientific American*, sobre por que era tão difícil acreditar que tal ideia pudesse ser incorreta:

> Durante a maior parte de seus cem anos de história, a neurociência abraçou um dogma central: o cérebro maduro do adulto mantém-se como uma máquina estável e imutável, semelhante a um computador com memória e capacidade de processamento fixas. É possível perder células cerebrais, dizia a crença, mas certamente não se pode ganhar células novas.
>
> Como poderia ser diferente? Se o cérebro fosse capaz de mudanças estruturais, como poderíamos nos lembrar de alguma coisa? Além do mais, como poderíamos manter uma identidade pessoal constante? Embora a pele, o fígado, o coração, os pulmões e o sangue possam, todos eles, regenerar células novas para substituir as danificadas, pelo menos numa medida limitada, até recentemente os cientistas pensavam que essa capacidade regenerativa não se estendia ao sistema nervoso central, composto do cérebro e da medula espinhal. Por conseguinte, os neurologistas tinham apenas um conselho para os pacientes: "Procure não danificar seu cérebro, porque não há maneira de repará-lo."

Tanto quanto se lembra qualquer pessoa, o primeiro indício de que talvez isso não fosse verdade veio de um jovem cientista do Instituto de Tecnologia de Massachusetts, Joseph Altman. Como escreveu Sharon Begley em *Treine a mente, mude o cérebro*, que fez um levantamento da história da neurogênese (e, curiosamente, relacionou a neurociência mais avançada com os ensinamentos do budismo), Altman estava aflito para testar uma nova técnica que permitiria aos pesquisadores marcarem o DNA recém-formado nas células com uma substância radioativa.

No começo da década de 1960, ele resolveu usá-la para ver se poderia encontrar novos neurônios no cérebro de ratos adultos. E encontrou. Em seguida, encontrou neurônios recém-formados no cérebro de gatos e até de porquinhos-da-índia. Altman publicou seus resultados numa revista científica, mas despertou pouca atenção e logo se transferiu para a Universidade Purdue, abandonando o conceito ainda extremamente controvertido de neurogênese.

Mas a ideia não desapareceu. Estudos realizados no início dos anos 1980 envolvendo pássaros canoros, em particular os canários, constataram que eles também desenvolvem novos neurônios, mesmo quando adultos. Toda primavera, quando os canários aprendem um novo canto de acasalamento, criam-se novos conjuntos de neurônios que migram para sua área cerebral criadora de cantos, que, por sua vez, aumenta.

Depois, no fim da década de 1990, Fred Gage constatou que o mesmo se dava com os ratos. Os ratos adultos que viviam em meios estimulantes – com outros ratos, brinquedos e rodas –, bem como os que faziam exercícios, criavam muito mais neurônios novos. Gage também descobriu que o exercício, por si só, produzia novos neurônios. Mais tarde, outros pesquisadores descobriram neurônios novos também em macacos adultos.

Em seguida vieram os seres humanos e, para esse estudo, Gage formou uma equipe com o neurocientista sueco Peter Eriksson, que obtivera fragmentos cerebrais de pacientes cancerosos suecos mais velhos, nos quais fora injetada uma substância que marcaria as células em processo de divisão. Os cientistas puderam mostrar que até seres humanos adultos produziam novos neurônios. E onde apareciam essas novas células? "Demonstramos que os novos neurônios são gerados a partir de células progenitoras que se dividem no giro denteado de seres humanos adultos", escreveu Gage, ao publicar sua pesquisa na revista *Nature Medicine*, em 1998. "Nossos resultados indicaram ainda que o hipocampo humano conserva sua capacidade de gerar neurônios durante toda a vida." Foi um estudo que mudou para sempre as pesquisas sobre o cérebro.

## Exercício é igual a novas células cerebrais

E a coisa não parou por aí. Junto com Small, Gage tratou de ampliar o estudo dos camundongos que exibiam os pontos verdes, na Universidade Columbia, a fim de incluir também seres humanos. Foi nesse ponto que

Kevin Bukowski entrou em cena. Apoiando-se num estudo sobre exercícios que vinha sendo conduzido por seu colega Richard Sloan, psicólogo comportamental da Universidade Columbia, Small resolveu dar uma espiada nos giros denteados de onze pessoas que faziam parte do experimento de Sloan. (O estudo de Sloan indagava se os exercícios de alta intensidade poderiam reduzir os marcadores de inflamação, capazes de danificar as células. E reduziam.)

Depois de fazer exames de neuroimagem nos cérebros humanos, Small constatou praticamente o mesmo que havia observado nos camundongos. Os seres humanos que mais se haviam exercitado, como Bukowski, tinham o dobro do fluxo sanguíneo dos que não faziam exercícios, e o aumento ocorrera na mesma área crucial da memória, o giro denteado.

Mais ainda: o fluxo sanguíneo do giro denteado teve seu maior aumento nas pessoas que ficaram em melhor forma física, medida por seu nível de $VO_2$ max, ou o volume máximo de consumo de oxigênio ao fazerem exercícios, o que constitui o padrão áureo para avaliar as condições físicas. E esse mesmo grupo em melhor forma foi também o que mais avançou nos testes cognitivos.

– Não tínhamos certeza do que veríamos, mas foi um daqueles dias em que as musas da ciência nos sorriem – comentou Small.

Como os pesquisadores não podiam abrir a cabeça de Kevin Bukowski, e as substâncias radioativas que serviam de marcadores das células novas tiveram seu uso proibido em seres humanos, o estudo não provou tecnicamente que houvessem nascido novos neurônios no cérebro de Bukowski. Não puderam apontar pontinhos verdes. Mesmo assim, dado o aumento notável no nível do fluxo sanguíneo – uma medida que tinha uma correlação direta com o crescimento de células cerebrais em camundongos –, Small e outros sentiram-se seguros para dizer que o exercício parecia promover o nascimento de novos neurônios.

– Não podemos validar os resultados nos seres humanos, mas, por inferência, podemos dizer que o exercício impulsiona a neurogênese – disse Small.

Isso deixa em aberto, é claro, a questão da diferença que tudo isso significa para nós. O que há de tão especial em mais alguns neurônios? Podem algumas células cerebrais aqui e ali deter o ataque do envelhecimento? Dito de outra maneira, será que um punhado de filhotes de neurônio, em algo tão pequeno e obscuro quanto o giro denteado, realmente constitui uma razão suficientemente boa para desligarmos a televisão e partirmos para as corridas?

De fato, quando fui visitar Gage em seu laboratório na Califórnia, essa era a minha principal pergunta.

O escritório de Gage fica no térreo de uma fileira de prédios de concreto que compõem o Instituto Salk de Estudos Biológicos, em La Jolla. As construções, com seu estilo despojado, famosas por terem sido projetadas por Louis Kahn, tiram o máximo proveito de sua espantosa localização – um penhasco alto e isolado, de frente para o oceano Pacífico. Ali funcionam dezenas de laboratórios, que produzem algumas das mais importantes pesquisas biológicas do mundo.

Apesar de sua proeminência, o instituto é um lugar surpreendentemente informal, com bicicletas encostadas em paredes e corredores a céu aberto. Quando finalmente achei o escritório de Gage naquele labirinto de concreto, encontrei um cientista tranquilo e informal. Usando uma camisa amarela de mangas curtas, ele ainda era, aos 57 anos, esguio e atlético, e deu um salto para me cumprimentar com um caloroso aperto de mão e um sorriso simpático.

Depois de nos acomodarmos em seu pequeno escritório, eu lhe perguntei:

– Por que *devemos* nos importar com esses filhotes de neurônio?

A pergunta o fez rir.

Afinal, ele passou os últimos dez anos trabalhando para provar que os novos neurônios existem – uma ideia, em suas palavras, que só recentemente atingiu uma "aceitação crescente". É preciso ter uma mente forte e enérgica para enfrentar as próximas e desafiadoras questões do que fazem esses novos neuroniozinhos, como o fazem e, a rigor, por que devemos nos importar.

Gage, é claro, tem exatamente esse tipo de mente forte e enérgica, e são precisamente essas as questões que ele vem abordando.

– Os novos neurônios se integram ao circuito existente, não há dúvida – afirmou. – Mas agora a pergunta é: como fazem isso, e por quê?

Nesse ponto, ele ainda balança a cabeça, ao pensar em como foi demorado convencer a comunidade científica de que os neurônios, na verdade, nascem continuamente nos cérebros adultos. As dúvidas persistiam, disse Gage, porque, "por um tempo extremamente longo, pensamos que o cérebro era igual a um computador, e que se jogássemos uma nova conexão no circuito existente só faríamos estragar tudo. Agora sabemos que não é assim. O cérebro é um órgão. É um tecido que se modifica o tempo todo e que é regulado por nosso meio. Nosso cérebro é afetado por aquilo que fazemos."

Agora também sabemos que os novos neurônios – que são células-tronco, a versão mais primitiva e versátil das células – são primordialmente produzidos naquela área minúscula do hipocampo chamada giro denteado. Sabemos que metade das novas células morre e metade sobrevive. E sabemos que elas são produzidas de diversas maneiras. Obtemos novos neurônios quando nos concentramos numa tarefa extremamente complexa, ou até quando nos concentramos numa meta específica (essa atividade cerebral concentrada produz ondas teta, o mesmo tipo de ondas produzido pela meditação, de modo que a afirmação de que as ondas teta ajudam o cérebro talvez não seja, na verdade, uma mera enganação).

E sabemos que o exercício – o exercício regular, que inclui praticamente qualquer coisa que aumente os batimentos cardíacos e o fluxo sanguíneo – leva a uma pequena explosão de natalidade desses neurônios.

– Olhe só para isto – disse-me Gage, girando sua cadeira para ligar o computador do escritório, em cuja tela apareceu um slide. Um rabisco magenta na tela era a imagem ampliada do hipocampo de um camundongo. Acima dele havia uma faixa em azul-escuro, o giro denteado. Projetando-se para fora dessa faixa havia dezenas de ramificações: neurônios maduros. E, espalhados entre essas ramificações, viam-se minúsculos pontinhos de um verde vivo. Os mesmos pontos, os mesmos neurônios bebês, que haviam transformado as pessoas que trabalhavam no pequeno laboratório de Scott Small em defensores da neurogênese, além de corredores.

Essas novas células cerebrais que eu estava contemplando na tela do computador, explicou Gage, tinham sido produzidas em apenas uma hora e meia no cérebro de um camundongo que fizera exercícios. E devo admitir que ver aqueles pontos verdes pela primeira vez foi impressionante, inspirador até. E isso era só uma fatiazinha de cérebro de um breve momento na vida de um camundongo.

– O que temos de lembrar é que a neurogênese não é um evento, e sim um processo – disse Gage. – E não há dúvida: a atividade física acarreta uma proliferação de novos neurônios.

Os detalhes, é claro, ainda estão sendo examinados, mas Gage está convencido – por seu próprio trabalho e pelos de outros – de que o exercício produz novos neurônios de maneira bastante direta. Quando se contraem, os músculos produzem fatores de crescimento com nomes como fator de crescimento endotelial vascular (VEGF) e fator de crescimento similar à insulina (IGF). Normalmente, essas moléculas de fatores de crescimento são grandes demais para atravessar a barreira sangue-cérebro, mas, por razões ainda desconhecidas, o exercício torna essa barreira mais porosa, permitindo que tais fatores de crescimento, aos quais já houve quem se referisse como o "fertilizante milagroso" do cérebro, atravessem a barreira e ajudem a estimular os neurônios. (Demonstrou-se que o mesmo acontece com a serotonina, que é aumentada no cérebro pelo exercício e também faz crescerem novos neurônios.)

Daí para a frente, as coisas ficam mais nebulosas. O número de novos neurônios que produzimos, como diz Gage, "tem uma enorme variabilidade genética". Ninguém sabe exatamente quantos produzimos, ao todo. É muito provável que seja um número relativamente pequeno – talvez, segundo Gage, na casa das "percentagens de um dígito" –, em comparação com o número total de neurônios.

Sendo assim, o que eles *fazem*, exatamente?

## Unir o novo e o velho

Por um complexo sistema de modelagem matemática, agora respaldado por mais dados sobre animais, Gage elaborou recentemente uma nova e fascinante teoria sobre os novos neurônios gerados. Ele acredita que essas células sejam cruciais para nossa vida inteira e façam nada menos do que nos "ajudar a compreender o mundo". Em particular, diz o pesquisador, elas "nos ajudam a nos adaptarmos ao novo", a incorporarmos novas experiências à nossa visão do mundo já existente.

– Se passássemos a vida inteira nesta sala, não precisaríamos de novos neurônios – disse-me Gage, gesticulando para as paredes de seu escritório abarrotado. – Mas as células novas nos ajudam a integrar o novo e o velho. Sem elas, jamais quereríamos que alguma coisa mudasse, porque qualquer novidade seria complicada demais.

Simplificando, quando as informações sensoriais entram no cérebro pela primeira vez, elas vão para a camada mais externa, o córtex. Em seguida, os dados sensoriais de entrada são transmitidos para o hipocampo, que consolida as informações, a memória e a aprendizagem. O hipocampo une as diversas experiências sensoriais num bloco sensível e o devolve ao córtex, para armazenagem na memória de longo prazo.

No entanto, antes mesmo de chegar à área central do hipocampo, a informação é filtrada pelo guardião da entrada, o giro denteado, que se supõe executar a tarefa oposta – ele decompõe as sensações em partes ainda menores. É, nas palavras de Gage, "um separador de padrões". Os neurônios do giro denteado registram diferenças e semelhanças sutis – uma folha um pouquinho mais verde, o chá ligeiramente mais quente. As células maduras do giro denteado codificam essas diferenças minúsculas e as transmitem ao hipocampo.

E como é que os novos neurônios se enquadram nisso tudo? De início, Gage acreditava que as novas células, por serem formadas no giro denteado, deviam ajudá-lo de algum modo a fazer esse trabalho, isto é, a decompor as informações. Mas "eu estava realmente enganado", disse-me ele, quase com orgulho.

Ao contrário do que pensava, parece que os novos neurônios agem, na verdade, no sentido de unir informações díspares e situá-las num contexto temporal específico. Gage acredita que as novas células nos ajudam a fazer associações. Se ouvirmos uma música dos Beach Boys e sentirmos o cheiro de sal que vem da praia, essas duas impressões – a música dos Beach Boys e o cheiro de sal – ficarão eternamente unidas no tempo e no espaço. Na verdade, quanto maior é a neurogênese, diz Gage, "mais vinculamos coisas diferentes" num padrão que se manterá unido no cérebro.

Nossas recordações são notoriamente indignas de confiança, em parte porque resgatamos constantemente antigas lembranças e as "reidentificamos" com novas informações, tornando a armazená-las sob forma modificada. Os novos neurônios, segundo Gage, auxiliam-nos nesse processo, vinculando sensações diferentes que ocorrem ao mesmo tempo – nos ajudando a combinar o novo com o antigo, a música que conhecemos com a areia em que estamos sentados.

No estresse crônico, a produção de novos neurônios torna-se mais lenta ou é suspensa. Para explicar isso, Gage usa o exemplo de um soldado no Iraque com transtorno de estresse pós-traumático (Tept). Imagine, diz Gage, "um soldado no Iraque que vive sob uma tensão crônica, e por isso não produz novos neurônios. [E aí vem] um acontecimento marcante, digamos, ele vê a cabeça de um companheiro explodir".

Se a neurogênese estivesse ocorrendo, até esse acontecimento marcante, quando o soldado o recordasse depois, seria *reidentificado* com novas informações, e o soldado conseguiria abrandar a lembrança, misturando-a com sensações e informações cotidianas mais aleatórias – e mais suaves –, antes de ela ser rearmazenada como uma lembrança menos perturbadora.

– A neurogênese liga coisas diferentes, e isso nos ajuda a generalizar e racionalizar as experiências – explicou Gage. Sem um fluxo de neurônios novos, acredita ele, uma lembrança como a exemplificada só seria armazenada em neurônios maduros, e neles permaneceria – tão marcante e real quanto foi o acontecimento.

Gage acha que essa é uma das maneiras pelas quais a terapia da fala funcionaria. Quando recordamos lembranças ruins num ambiente mais seguro, sem que estejamos sob tensão e com novos neurônios sendo produzidos, essas lembranças se misturam com ideias mais suaves – o consultório agradável, o terapeuta sereno, as flores na mesa –, e talvez seja isso que nos ajuda a compreender e a conviver com algumas de nossas lembranças mais perturbadoras ao longo do tempo.

Gage também elaborou um modelo de como tudo isso aconteceria. Em síntese, quando a informação sensorial chega aos neurônios *maduros*, ela é codificada. Mas, em seguida, essa codificação é prontamente detida por um neurotransmissor que inibe a atividade cerebral, o ácido gama-aminobutírico (Gaba). Se a codificação não fosse detida em algum ponto, o neurônio mais velho se readaptaria constantemente às novas informações.

Mas os neurônios recém-nascidos têm uma estrutura bem diferente. Em seus primeiros sete dias de vida, antes de estabelecerem ligações com outros neurônios, diz Gage, na verdade eles são *estimulados* pelo Gaba, em vez de serem paralisados. Isso significa que, ao nascerem, eles absorvem parte do Gaba dos neurônios maduros vizinhos, e ficam estimulados no exato nanossegundo em que os neurônios mais velhos são ativados e em seguida desativados.

Como resultado, os neurônios recém-nascidos codificam informações provenientes de todos os neurônios maduros vizinhos – sal, areia, música – e juntam isso tudo no tempo, numa lembrança mista que permanece conosco até voltar à tona e ser novamente misturada e rearmazenada. Os novos neurônios têm lembranças marcadas por um carimbo temporal.

Essa ideia ainda não foi provada, é claro, mas é concisa e convincente – o que talvez não seja de admirar, dada a sua fonte.

Gage acredita que talvez seja dessa maneira que a neurogênese é capaz de aliviar a depressão, ajudando-nos a manter o interesse em nosso mundo. Ao adoecermos, é comum ficarmos imóveis, e, com "essa letargia, paramos de produzir novos neurônios, o que nos deixa menos alertas, em termos cognitivos, e deprimidos", diz ele.

Afinal, acrescenta:

– O que é a depressão senão um desinteresse pelo novo, uma sensação de "Será que é só isso?". Precisamos de novos neurônios que nos ajudem a nos adaptarmos ao novo, a situá-lo num contexto. Às vezes, para nos entusiasmarmos com as coisas, temos de reconhecer que uma nova coisa genial é parecida com outras coisas geniais que havíamos conhecido no passado. A neurogênese nos ajuda a fazer isso.

Na visão de Gage, com efeito, é possível que todo esse sistema tenha se desenvolvido para nos *permitir* lidar com o novo. Embora isso, como ele admite, seja entrar na área comumente nebulosa da teoria evolutiva, trata-se também de uma ideia tão interessante que parece digna de ser mencionada.

– Pense só – disse Gage. – Assim que os primitivos saíram andando em direção à savana, a marcha deve ter estimulado a produção dos novos neurônios de que eles precisariam a fim de se preparar para seu novo ambiente, se adaptar a ele e integrá-lo ao ambiente antigo.

Não há dúvida de que, em geral, a neurogênese diminui com a idade, às vezes a partir da meia-idade. Mas também sabemos que, como diz Gage, "as células existem e podemos reativar" o processo.

Mas é preciso levantarmos da cadeira. De fato, Gage confia tanto no poder do exercício para manter esses bebês neurônios florescendo, que corre "muito" para poder jogar squash "com os caras mais novos" quatro ou cinco vezes por semana. Ele e sua mulher procuram caminhar, sempre que possível. E ele recomenda que tentemos pelo menos fazer *alguma coisa* durante trinta minutos por dia, para botarmos o giro denteado para trabalhar e recebermos nossa dose de novos neurônios.

– Isso não tem a ver com a descoberta de um medicamento – disse Gage. – Está ligado ao estilo de vida. As empresas farmacêuticas não gostam de ouvir falar dessas coisas, mas podemos afetar o que acontece em nosso cérebro com aquilo que fazemos.

## Ampliação do volume cerebral

Há, além disso, indícios emergentes de que o exercício também ajuda o cérebro de maneiras mais globais. Ainda não se sabe ao certo de quanto exercício o cérebro necessita, ou, como me disse um cientista, "quanto ao exercício, ainda não sabemos qual é a dose". De modo geral, parece que qualquer coisa que aumente o ritmo dos batimentos cardíacos ajuda.

Mas isso não quer dizer que você precise se inscrever na maratona de Nova York. E podemos agradecer por essa notícia a Art Kramer, neurocientista da Universidade de Illinois. Kramer se interessa pela ligação exercício-cérebro não apenas como um eminente cientista, mas também como homem de meia-idade com uma história familiar preocupante. Sempre meio desportista, ele lutou boxe quando jovem, depois passou para as corridas e o atletismo, e agora tenta usar a bicicleta ergométrica sempre que possível. E também joga partidas de *squash* que arrasam jovens de vinte anos.

Apesar disso, seu pai morreu cedo e, se ele próprio não tomasse remédios para controlar o colesterol, seu nível atingiria cerca de quatrocentos. Como a maioria dos que chegamos à metade da vida, Kramer se preocupa. Está fazendo o bastante? Deve exercitar-se mais? Será que alguma dessas coisas faz diferença?

– Não importa quanto tempo podemos viver, o importante é por quanto tempo podemos permanecer vivos em termos funcionais – assinalou Kramer, com muita lógica, quando conversamos recentemente. Então, o que devemos fazer para continuar funcionando bem e para provar, com uma ciência sólida, que o que fazemos realmente surte efeito? Até aqui, fazendo sua parte, Kramer descobriu notícias animadoras sobre níveis bastante moderados de exercício.

Por exemplo, num de seus últimos estudos, publicado em 2006, ele e seus colaboradores constataram que as pessoas de mais de sessenta anos que fizeram períodos regulares de exercício aeróbico durante seis meses tiveram um aumento do volume cerebral na massa cinzenta dos lobos frontais, que inclui os neurônios, e na massa branca do corpo caloso, a ponte neural que liga os hemisférios direito e esquerdo do cérebro – e cuja deterioração relacionada com a idade foi associada à lentidão do pensamento.

O exercício, nesse caso, foi um programa bastante corriqueiro de caminhada acelerada. Os que passaram cerca de uma hora caminhando numa academia, três vezes por semana – a uma velocidade de cinco quilômetros por hora –, mostraram ter o volume cerebral de pessoas três anos mais jovens.

"Aumentos significativos do volume cerebral, tanto nas regiões de massa cinzenta quanto nas de massa branca, foram constatados, em função da ginástica, nos adultos mais velhos que participaram de exercícios físicos aeróbicos, mas não nos adultos mais velhos que participaram do grupo de controle [não aeróbico] que fez alongamento e musculação", concluiu Kramer no estudo publicado no *Journal of Gerontology*.

"Esses resultados sugerem que a boa forma cardiovascular está associada à preservação do tecido cerebral nos seres humanos em processo de envelhecimento. Além disso, sugerem uma sólida base biológica para o papel dos exercícios aeróbicos na manutenção e promoção da saúde do sistema nervoso central e da função cognitiva em adultos mais velhos."

Esse estudo impressionante seguiu-se a uma série de pesquisas similares feitas por Kramer e seus colegas. Um estudo de 2003 constatou que os indivíduos de mais de sessenta anos que se exercitavam regularmente – o que significava, mais uma vez, exercícios aeróbicos como correr ou andar depressa – tinham uma perda menor de tecido cerebral do que os indivíduos que não se exercitavam. E, num estudo publicado em 1999 na renomada revista científica *Nature*, Kramer relatou que um grupo de 124 pessoas de mais de sessenta anos, em condições físicas relativamente ruins, depois de caminhar com rapidez (aproximadamente onze minutos por quilômetro) durante 45 minutos, três vezes por semana (e especialmente os indivíduos que conseguiram completar uma volta de 1.600 metros em torno da universidade, a um ritmo acelerado de seis quilômetros por hora), obteve resultados muito melhores em testes complexos, em particular os que envolviam a "troca de tarefas" – o mesmo desafio aos lobos frontais enfrentado pelos macacos de meia-idade de Mark Moss. Para os seres humanos do estudo de Kramer, esse teste também envolveu dar respostas rápidas a perguntas como "Esse número é par ou ímpar?".

Os que fizeram exercícios também se saíram melhor quando a questão era se concentrarem e ignorarem informações irrelevantes. Essas funções executivas dos lobos frontais, como dissemos, são cruciais para todo um leque de atividades cotidianas, especialmente quando temos de fazer duas coisas ao mesmo tempo.

Os estudos de Kramer também espelharam testes sólidos feitos com animais nos últimos anos, inclusive um estudo da Universidade de Saúde e Ciência de Oregon, que constatou que os macacos que correram numa esteira ergométrica cinco vezes por semana, durante vinte semanas, tiveram um volume sanguíneo muito maior nos vasos capilares do cérebro do que os macacos sedentários – e os macacos mais velhos e em piores condições de preparo físico foram os que mais ganhos tiveram. Como disse Kramer:

– Por todas essas pesquisas, sabemos que existem algumas coisas boas para o cérebro, e uma delas é o exercício.

Kramer declarou que também ainda não tem certeza absoluta de como tudo isso acontece no cérebro, e tem investigado mais a fundo para ver se consegue descobrir outras pistas. Talvez a questão seja o giro denteado, ou então uma combinação de efeitos no cérebro.

– O que tudo isso significa exatamente, no nível molecular, nós não sabemos, mas podemos especular – acrescentou. – Queremos saber qual é a natureza da mudança de volume. Será o aumento dos vasos sanguíneos, ou do número de sinapses, ou da massa branca ou cinzenta? Simplesmente ainda não sabemos.

Quando conversamos pela última vez, ele havia decidido ampliar seu estudo de seres humanos que caminham, colhendo posteriormente o sangue deles para verificar quais são os genes modulados e "quem se sai melhor, e por quê". Ele também pretende testar o sangue dos participantes para verificar a presença de marcadores de inflamação ligados a problemas cardiovasculares e, possivelmente, ao mal de Alzheimer (acredita-se agora que algumas condições, entre elas a obesidade e o tabagismo, produzem uma espécie de nível baixo de inflamação crônica no organismo, a qual, no correr do tempo, pode debilitar as defesas celulares e levar à doença).

Se pudesse, Kramer gostaria muito de fazer uma punção lombar nos voluntários e verificar o fator de crescimento neural, o "fertilizante milagroso", no sistema nervoso dos participantes do estudo, mas isso não é algo que se possa fazer com seres humanos vivos.

– Também não podemos tirar uma fatia do seu hipocampo – disse ele, com certa tristeza. Não obstante, a ideia de que algo tão simples quanto exercícios físicos possa trazer benefícios reais para o cérebro é exatamente o tipo de ideia otimista muito capaz de atrair nosso cérebro de meia-idade, que vive em busca de dados positivos.

E é uma ideia que, hoje em dia, é perfeitamente compreensível para pessoas como Kevin Bukowski. Depois de ignorar seu cérebro durante anos – tal como fazemos –, agora ele o respeita muito mais. Assim como a maioria dos que estamos na meia-idade, Bukowski é atarefado. Tem um trabalho exigente, no qual presta assistência e coordena ensaios científicos num grande centro médico. Tem uma filha de sete anos e vem cuidando de sua mãe. Mas, aos 47 anos, sente-se mais lúcido e "mais calmo... agora está presente um componente de maturidade. Sinto que, na minha idade, estou fazendo muitas coisas. Mas me acho realmente capaz de lidar com tudo, e isso faz com que eu me sinta bem. É meio surpreendente, mas aqui estou eu, na meia-idade, e a coisa não é má; na verdade, eu me sinto mais seguro, sabendo que posso lidar com tudo isso."

Mas Bukowski também está convencido de que, para manter todas essas coisas, tem de continuar na esteira ergométrica. E por isso se dispõe a fazer o que puder. Está exercitando seu corpo e seu cérebro de meia-idade... para um triatlo.

# 10. Nutrientes das ideias

## E umas outras substâncias também

Em 2008, a gigantesca empresa farmacêutica inglesa GlaxoSmithKline anunciou que pagaria 720 milhões de dólares a uma pequena companhia de biotecnologia de Massachusetts, que vinha trabalhando, já fazia anos, para provar que podemos prolongar a vida se bebermos muito vinho tinto.

Especificamente, a empresa farmacêutica estava tentando criar um comprimido com alta concentração de resveratrol, o ingrediente do vinho que alguns acreditam deter o segredo para mantermos nossas células, inclusive as cerebrais, saudáveis e ágeis.

Mas a Glaxo não estava pagando por algo que sabidamente funciona em seres humanos. Ela pagou os 720 milhões a uma firma cujo trabalho havia mostrado, até então, que o resveratrol é capaz de prolongar a vida da levedura e, até certo ponto e em doses extremamente altas, a de roedores.

Seria loucura?

É claro que todos desejamos muito que *não seja*. A ideia de algo tão simples quanto o vinho que tomamos, ou o alimento que comemos, ser capaz de nos fazer raciocinar melhor e ter vida mais longa é sumamente sedutora. Na verdade, é difícil pensar num assunto mais impregnado de esperança – e de alarde exagerado – do que a associação entre o cérebro e os alimentos.

No momento em que escrevo este texto, acabo de voltar de um supermercado especializado em produtos orgânicos, no qual uma moça – uma versão moderna de propagandista de circo – distribuía panfletos gratuitos sobre um novo chá engarrafado.

– Experimentem! Vocês vão adorar! – ela praticamente gritava para os clientes que empurravam seus carrinhos. – Tem MAIS antioxidantes do que o chá-verde! *Mais antioxidantes para o seu cérebro!*

Peguei um de seus copinhos plásticos de chá e o bebi de um só gole. Será que fiquei mais inteligente? Mais lúcida? Terá meu cérebro de meia-idade ficado em melhor forma depois desse banho de antioxidantes?

Hmmm... bem... pode ser.

## Ligações duvidosas

Até mesmo as pessoas que ganham a vida estudando todas essas coisas mostram-se confusas. Embora tenha surgido um consenso quanto aos benefícios do exercício e, até certo ponto, da instrução, a concordância a respeito do que mais funciona tem uma queda vertiginosa, como se caísse de um penhasco íngreme.

– A mensagem parece mudar a cada ano que passa – comentou Mark Moss, neurocientista da Universidade de Boston, dando um suspiro.

Parte do problema de falar sobre os alimentos e o cérebro é que, num dado nível, isso dispensa reflexão. Quem não ouviu um pai ou uma mãe dizer a um filho – ou quem já não foi um pai ou uma mãe que disse a seus filhos – algo do tipo "Coma as frutas e os legumes!", ou "Peixe é bom para o cérebro"? As regras sobre os alimentos que devemos ou não ingerir nos acompanham praticamente desde a aurora dos tempos. Até o texto sagrado hindu, o *Bhagavad Gita*, no qual um jovem guerreiro é orientado pelo onisciente deus Krishna, fala sobre o que comer:

> Há também três espécies de alimento. São estas as distinções entre eles:
>
> Os alimentos que vêm do *sattvic* promovem a vitalidade, a saúde, o prazer, a força e a longevidade, e são frescos, firmes, suculentos e saborosos.
>
> Os alimentos que agradam ao *rejasic* são amargos, salgados ou azedos, ardidos ou ásperos ou picantes, e provocam dor, doença e incômodo.
>
> Os alimentos do *tamasic* são rançosos, cozidos demais, insossos, contaminados, impuros, imundos, pútridos e estragados.

Pronto, aí está: dicas alimentares de 5000 a.C.

Com tudo isso, certamente achamos que sabemos o que se deve comer. Sabemos que o excesso de açúcar refinado, ou de cereais, ou de sal, faz mal à nossa saúde, assim como os tipos errados de gordura.

Podemos ignorar isso tudo, mas nós o sabemos. O que pouca gente percebe é que a maioria das recomendações nutricionais baseia-se num tipo específico de pesquisa – os grandes estudos populacionais. De fato, esses estudos em larga escala constataram que as dietas ricas em fibras costumam proteger do câncer de cólon, e as ricas em vitamina C reduzem o risco de derrames. Os pesquisadores podem associar a quantidade de gordura presente na dieta com a incidência do câncer de mama numa população, e observar a modificação desse índice à medida que as pessoas mudam de uma cultura alimentar para outra. As japonesas não sofrem a mesma incidência de câncer de mama que as norte-americanas, mas, depois de apenas duas gerações residindo nos Estados Unidos, as nipo-americanas têm, em média, a mesma taxa de câncer de mama de qualquer outro grupo étnico. Estudos populacionais ou epidemiológicos semelhantes constataram que a hipertensão está associada a um aumento do risco de doenças cardíacas, e que a obesidade está ligada a muitas doenças crônicas.

No entanto, se examinarmos mais de perto, essas correlações podem desaparecer. Os estudos que acompanham alimentos específicos e populações específicas frequentemente não constatam efeito algum. Poucos anos atrás, a hoje famosa Iniciativa da Saúde da Mulher, o tipo de ensaio clínico gigantesco, aleatório e controlado que é tido como o Rolls-Royce das pesquisas, não conseguiu confirmar que a dieta com baixo teor de gordura prevenisse o câncer de mama, por exemplo.

Estudos a longo prazo sobre as vitaminas antioxidantes E, C e betacaroteno também constataram que elas não previnem as doenças cardíacas, e estudos similares não conseguiram comprovar que as dietas ricas em fibras evitem o câncer de cólon.

Não há dúvida de que alguns alimentos têm sido diretamente ligados à saúde. Quando temos uma deficiência grave na dieta, o acréscimo de um nutriente específico pode ajudar – por exemplo, ácido fólico para as mulheres grávidas, a fim de prevenir malformações no tubo neural.

Mas nossas dietas modernas no Ocidente, por mais cheias que sejam de comida de má qualidade, são também espantosamente variadas e ricas, com alimentos abundantes, fortalecidos e de baixo custo. A maioria de nós recebe aquilo de que necessita e não apresenta deficiências graves, passíveis de ser facilmente corrigidas por esse ou aquele nutriente.

À luz disso tudo, podemos mesmo esperar que uma taça de vinho ou um prato de espinafre façam alguma diferença real? Ou será que nosso destino foi previamente gravado em nossos genes e só estamos jogando tempo fora, ou, pior ainda, fazendo a nós mesmos de bobos?

## A barreira hematoencefálica

E, considerado esse histórico desolador entre a alimentação e a saúde geral, será possível sabermos alguma coisa sobre os alimentos e o cérebro? Podemos descobrir o que devemos pôr na boca para dar uma força a nossos complexos neurônios?

Até recentemente, essa pergunta nem era formulada. Durante anos, os cientistas acreditaram que a dieta tinha pouco impacto no cérebro, por acharem que a maioria dos nutrientes não atravessava a barreira sangue-cérebro [ou barreira hematoencefálica]. Essa barreira é real. As células que revestem os vasos sanguíneos do cérebro são densamente compactadas, para bloquear a entrada de certas moléculas grandes e manter um equilíbrio químico. Algumas bactérias são barradas, por exemplo, e é por isso que as infecções cerebrais são raras. Paula Bickford, uma neurocientista que estuda nutrição na Universidade do Sul da Flórida e no Hospital James A. Haley para Veteranos de Guerra, diz que por muito tempo quase todos os cientistas acreditaram que nem mesmo a vitamina E cruzava essa barreira. Num estudo conduzido por Bickford, no qual ela deu altos níveis de oxigênio a ratos, para verificar se isso induziria lesões, um revisor de seu trabalho perguntou-lhe por que ela estava perdendo tempo, já que "nada podia afetar o cérebro". E isso, acrescentou Bickford, "foi há apenas dez anos!".

E também houve outros obstáculos no caminho. Até recentemente, quase todos acreditavam que o cérebro descrevia uma trajetória descendente a partir de meados da faixa dos vinte anos, e chegava a perder até 40% de suas células ao envelhecer. Por que nos preocuparmos com um órgão que desde o início estava programado para se deteriorar? Alguém realmente achava que mais uma garfada de cenoura ia impedir que isso acontecesse?

Agora, entretanto, sabemos que grande parte dessa visão não se sustenta. O cérebro não perde um grande número de neurônios ao envelhecer. Os nutrientes atravessam, sim, a barreira sangue-cérebro e, na verdade, são essenciais para ele. Por conseguinte, existe hoje um interesse renovado em descobrir como podemos aprimorar nosso sangue – misturar nele uns fatores de crescimento provenientes dos exercícios, ou, quem sabe, um ingrediente especial de tal ou qual prato – para melhorar o cérebro.

Como disse Mark Moss, em Boston:

– Nunca pensamos que o que acontecia no corpo chegasse ao cérebro. Achávamos que o cérebro era protegido. Mas estamos descobrindo que é possível romper a barreira hematoencefálica. Acredite ou não, o pessoal da circulação sanguínea nunca conversava com o pessoal do cérebro, e agora estamos conversando... e isso é muito, muito importante.

Conservadores por natureza, os cientistas não gostam de apostar suas fichas em coisa alguma enquanto não compreendem *como* aquilo pode acontecer, qual é o mecanismo. Agora estão mais dispostos a examinar o elo entre os alimentos e o cérebro, por terem identificado maneiras pelas quais ele poderia funcionar.

E quais são os mecanismos pelos quais o alimento poderia favorecer o cérebro? Eles envolvem as mesmas substâncias alardeadas há anos em termos da saúde geral – antioxidantes como as vitaminas C e E, além de qualquer coisa que aja como anti-inflamatório, desde o óleo de peixe até a aspirina.

Por que devemos voltar a esse assunto? É uma pergunta legítima. Alguns sugerem que devemos prestar ainda mais atenção ao cérebro e aos alimentos porque o cérebro usa muita energia (em repouso, usa 10% do oxigênio do corpo, e na atividade mental, até 50%), o que o torna sensível a certos nutrientes e mais necessitado deles. Outros não chegam a ir tão longe, mas dizem que dormimos no ponto, estranhamente, ao achar que o cérebro não reage ao que comemos.

– O cérebro não tem uma sensibilidade *exclusiva*, mas é *sensível* ao que comemos – disse Bickford. – E agora estamos percebendo cada vez mais que aquilo que comemos pode afetar a cognição.

## Os antioxidantes e a inflamação

Já faz mais de trinta anos que a teoria que associa os antioxidantes e o envelhecimento circula por aí, e é curioso que esteja agora novamente no centro do palco – nas pesquisas sobre o envelhecimento cerebral.

A ideia é assim: quando nossas células (inclusive os neurônios) queimam oxigênio para gerar energia, há um subproduto chamado radical livre, que é criado e jogado fora. Essencialmente, um radical livre é uma molécula na qual falta um elétron. E, como lhe falta esse elétron, ela é instável e precisa roubar elétrons de outras células. Agarra-os por onde pode e vai lesionando outras células a esmo, nesse processo. Chama-se a esse dano estresse *oxidativo*, e muitos acreditam que ele é um dos grandes culpados pelo envelhecimento normal.

Portanto, eliminar o maior número possível de radicais livres parece uma boa ideia. Quando somos jovens, é comum eles serem neutralizados por uma outra molécula, um antioxidante, num programa contínuo de reparação. Ao envelhecermos, entretanto, por razões que ainda não são plenamente compreendidas, esse processo torna-se menos eficiente; os antioxidantes não conseguem fazer frente às hordas de radicais livres (que também são produzidos pela exposição a agressões ambientais como a poluição, a luz ultravioleta e a radiação), e um número maior de neurônios vai ficando cheio de cavidades e lascas.

Então, alguns anos atrás, identificou-se um outro mecanismo potencial do envelhecimento: a inflamação. A inflamação ocorre quando o organismo sofre uma agressão e os glóbulos brancos do sangue correm para fazer os consertos necessários. Com essa onda afluente, pode haver danos colaterais. Como caminhões do corpo de bombeiros que atravessassem um gramado vizinho, na corrida para apagar um incêndio numa casa, as células que se apressam a ajudar não raro lesionam células sadias à sua volta. E, quando o cérebro ou o organismo se encontra num estado de inflamação crônica de nível baixo, é provável que haja um aumento dessas lesões. Impossibilitadas de enfrentar o problema, as células – inclusive os neurônios – começam a suspender suas atividades e morrem. A inflamação a longo prazo (que agora muitos acreditam que também pode provir dos processos químicos que acompanham a obesidade, ou até do excesso de tensão) pode contribuir para diversas doenças crônicas, desde as cardiopatias até o mal de Alzheimer.

Logo, se os gêmeos maléficos do envelhecimento cerebral são o estresse oxidativo e a inflamação, as perguntas são: será que ingerir alimentos ricos em *anti*oxidantes ou agentes *anti*-inflamatórios faz alguma diferença? Tem que ser um alimento de verdade, ou pode ser um suplemento, ou um comprimido de vitamina? E podemos causar impacto em nosso cérebro complicadíssimo, se começarmos a nos entupir de antioxidantes e anti-inflamatórios na meia-idade, ou aí já será tarde demais?

Ninguém acha que a falta de antioxidantes ou o excesso de alimentos causadores de inflamação sejam as causas básicas das doenças neurodegenerativas. Mas, hoje em dia, quase todos pensam que, no mínimo, eles têm alguma participação no processo de envelhecimento normal do cérebro e, portanto, são alvos possíveis de intervenção.

– Minha visão pessoal é que o dano oxidativo e a inflamação encontram-se no pano de fundo, e tornam as células mais suscetíveis a outras agressões, como as doenças neurodegenerativas – disse Bickford. – Quando sofremos agressões dessa natureza, ficamos menos aptos a ter um funcionamento cem por cento e a fazer os reparos, e as falhas começam a aparecer.

O envelhecimento normal do cérebro, acreditam muitos, ocorre, em parte, porque os mecanismos de reparação tornam-se mais lentos. Esse é um processo complexo, mas que parece incluir o dano oxidativo e a inflamação, e ambos, no dizer de Bickford, "podem ser afetados pela nutrição", incluindo-se aí o que comemos na meia-idade.

– Quando uma célula morre, é difícil trazê-la de volta à vida – disse ela –, mas, com certeza, na meia-idade e até o ponto em que já não há retorno, creio que existe margem para reparos.

## Alimentos para o cérebro

Com todas essas novas informações, a ciência embarcou agora numa corrida alvoroçada para descobrir que alimentos oferecem mais benefícios ao nosso cérebro. Anos atrás, o Ministério da Agricultura dos Estados Unidos, com pesquisadores na Universidade Tufts, em Boston, desenvolveu um método para fazer a triagem e a classificação dos alimentos de acordo com sua capacidade antioxidante, e essa foi uma das principais razões para havermos começado, de repente, a devorar tigelas de mirtilos. Só para citar os principais 25 dentre esses alimentos, a lista é assim:

> Ameixa seca, uva-passa, mirtilo, amora, alho, couve, arando-vermelho, morango, espinafre cru, framboesa, couve-de-bruxelas, ameixa, broto de alfafa, espinafre cozido no vapor, brócolis, beterraba, abacate, laranja, uva vermelha, pimentão vermelho, cereja, kiwi, feijão-carioquinha cozido, toranja cor-de-rosa e feijão-cavalo. (Uma das chaves disso é a cor: em geral, quanto mais escuro, melhor.)

Mais para o fim da lista vêm a cenoura, em quadragésimo lugar, e o tomate, em quadragésimo segundo.

Então, isso significa que temos a resposta? Será que basta um farto café da manhã, à base de ameixa seca e couve, e, se ainda não estivermos dispostos a tomar uma taça de vinho tinto (uvas vermelhas) tão cedo assim, uma xícara de chá-preto (também rico em antioxidantes), e estamos conversados?

Não exatamente. Apesar da confiança cada vez maior no potencial de alimentos como o mirtilo e o espinafre para ajudar a retardar o envelhecimento das células do cérebro, bem como do corpo, é importante lembrar que, em termos cerebrais, não houve ensaios clínicos de longo prazo com seres humanos para testar isso tudo. Nenhum.

A maioria dos ensaios clínicos menores, sobre as vitaminas C ou E ou o ginkgo biloba e a cognição, chegou a resultados dúbios, quando muito. Há grandes ensaios em andamento com seres humanos para descobrir se a cúrcuma, encontrada em diversos pratos indianos (a população indiana tem uma taxa mais baixa de mal de Alzheimer que algumas outras), ou até a cafeína (que todos sabemos ser capaz de dar uma chacoalhada necessária nos neurônios) podem ajudar a prevenir o mal de Alzheimer. Mas não há estudos controlados e rigorosos para descobrir se o que comemos pode nos ajudar a lembrar qual foi o filme que vimos ontem à noite.

– Há sempre um esforço vigoroso para se abordar essa ou aquela doença, mas, no que diz respeito ao envelhecimento normal, fica sempre a pergunta: qual é o produto que as empresas farmacêuticas podem vender? – disse Bickford. Por conseguinte, há menos verbas para financiar pesquisas sobre o envelhecimento normal do cérebro, o que, na opinião dessa cientista, é lamentável.

Mas isso não significa que a ciência tenha desistido. Recentemente, após uma reunião de cúpula entre cientistas que investigam o envelhecimento cognitivo, organizada pelo Instituto Nacional do Envelhecimento, fui jantar com duas das principais neurocientistas que trabalham com o envelhecimento e o cérebro, Denise Park e Laura Carstensen. Quando as encontrei num restaurante de Washington, elas estavam falando do assunto que passou a ocupar o centro das atenções – as possíveis intervenções para aprimorar o cérebro. Muitos, inclusive cientistas que estudam ratos, macacos, genes e seres humanos, dizem acreditar agora, mais do que nunca, que chegará o momento em que será possível retardar ou até deter ou reverter o processo de envelhecimento cerebral.

Quase todos os cientistas presentes no congresso falaram em termos animadores do exercício físico, o astro atual das pesquisas sobre o envelhecimento do cérebro. Mas outros falaram do potencial antienvelhecimento de todo um leque de substâncias, a maioria das quais é de antioxidantes ou funciona como anti-inflamatório. Alguns enalteceram a espirulina, uma espécie de alga que os peixes comem para obter todos aqueles esplêndidos ácidos graxos ômega-3, capazes de reduzir inflamações. Por que não saltarmos uma etapa e simplesmente comermos as algas, nós mesmos?

Outros falaram, em tom confiante, sobre alvos "sensíveis a fármacos" no cérebro, e que poderia muito bem ser viável instigar processos de reparação ingerindo um comprimido – derivado ou não de nutrientes. Um número crescente de cientistas chegou a montar suas próprias empresas para pesquisar os agentes potenciais e, podemos presumir, fazer um bom lucro quando se descobrir alguma coisa que funcione.

No momento, cada neurocientista parece ter sua própria fórmula favorita. Alguns continuam a acreditar que, pelo menos para as mulheres, o estrogênio pode funcionar. Durante anos, estudos realizados em tubos de ensaio e com animais fizeram a constatação sistemática de que o estrogênio parecia alimentar o cérebro, promovendo o crescimento de ligações em áreas como o hipocampo, onde se formam as lembranças.

Mas isso não significa que acrescentar uma colherada de estrogênio a um cérebro humano em processo de envelhecimento seja uma boa ideia, necessariamente. Hoje em dia, aliás, qualquer recomendação do estrogênio é complicada, na melhor das hipóteses. No começo, os grandes estudos pareceram constatar que a terapia hormonal (com estrogênio) reduzia a demência; depois, estudos mais rigorosos descobriram que ela não só não nos ajudava a manter a mente lúcida, como, a rigor, *aumentava* o índice de demência, sem falar na elevação do risco de câncer de mama e de derrames. Agora, alguns dizem que até esses resultados foram falhos, por não terem sido estudadas mulheres suficientemente jovens – no começo da menopausa, por exemplo –, quando seus neurônios ainda fossem estáveis e sadios o bastante para absorver os grandes benefícios do estrogênio. Até hoje, porém, ninguém pôde provar de maneira conclusiva que exista esse intervalo temporal crucial. E, dados os riscos conhecidos, agora o estrogênio está cercado de confusão e medo.

Alguns cientistas, como Roberta Diaz Brinton, neurofarmacologista da Universidade da Califórnia do Sul, vêm tentando desenvolver estrogênios baseados em plantas, que visam apenas ao cérebro, e não aos seios. Depois de passar anos observando os efeitos do estrogênio no laboratório, Brinton, com um bom número de outras pessoas, acredita que esse hormônio é essencial para estabilizar e manter o metabolismo energético dos neurônios e para "conservar a célula em ritmo de sobrevivência". Alguns pequenos estudos com o uso de neuroimagens constataram um aumento do metabolismo nos lobos frontais de mulheres tratadas com estrogênio.

Quando conversei com Brinton, falei-lhe de uma amiga que estava convencida de que seu cérebro havia endoidado na menopausa, mas, passados alguns anos, voltara ao normal e parecia funcionar perfeitamente. Na opinião de Brinton, isso é inteiramente possível, porque a menopausa "só tem a ver com fazer o cérebro se adaptar a um nível mais baixo de estrogênio", e depois que ele o faz, as coisas podem melhorar.

E ela acrescentou:

– Na menopausa, o cérebro feminino passa de um cérebro reprodutor para um não reprodutor. Assim como todos aqueles circuitos neuroquímicos se instauram na puberdade, ... mais tarde, na perimenopausa, há uma regulação ascendente do estrogênio no cérebro, e depois uma regulação descendente, ... e os circuitos, as pontes são desfeitos. Depois disso tudo, o cérebro deixa de ser receptivo ao estrogênio. A menopausa tem a ver com fechar o cérebro para o estrogênio, e é um processo adaptativo.

Ainda assim, a mensagem subjacente a respeito do estrogênio, da menopausa e do cérebro é – mais uma vez – a variabilidade. Disse Brinton:

– Há um espectro de respostas, que provavelmente depende de quanto uma mulher é dependente do estrogênio. À medida que os níveis desse hormônio despencam para os níveis pré-púberes, algumas mulheres ficam confusas, sem concentração e, de um modo geral, infelizes, até se estabilizarem as substâncias químicas do cérebro. Outras dizem: "Ora, qual é o mistério?"

No fim das contas, entretanto, pesquisadores como Brinton não estão desistindo do estrogênio, apesar de sua má fama atual. Estimulados por relatos recentes de que os novos tipos de antidepressivos, como o Prozac, funcionam, em parte, por aumentarem a neurogênese (a geração de novos neurônios), alguns outros cientistas criaram empresas de pesquisa para investigar esses medicamentos, em busca da combinação certa.

## Os animais indicarão o caminho?

Antigamente, a ciência vivia num mundo enclausurado. A verdadeira ciência era praticada em prol do conhecimento, e qualquer pesquisador legítimo que falasse abertamente em dedicar o precioso tempo do laboratório a fazer alguma coisa para pessoas reais, na vida real, não era levado a sério. E, com certeza, qualquer um que sequer sugerisse a possibilidade de querer *vender* o que estava estudando era prontamente relegado ao clube dos charlatães. Mas já não é assim.

– Houve uma grande mudança – disse Denise Park, ao jantarmos naquela noite em Washington. – Todos falam abertamente em intervenções, até em remédios.

Uma das grandes razões dessa mudança, é claro, é que agora os cientistas acreditam que o cérebro *não* sofre uma desintegração completa ao envelhecermos. Agora se sabe que, em circunstâncias normais, não perdemos um grande número de neurônios. E, se nossos neurônios permanecem quase todos intactos, isso significa que talvez não precisemos de uma reforma completa. Talvez possamos reformar somente a cozinha, ou um banheiro do térreo. Se não temos efetivamente que ressuscitar neurônios mortos, mas apenas que fazer um sinal neural aqui e ali pegar no tranco, talvez possamos descobrir como fazê-lo. Talvez *seja* possível manter o cérebro funcionando por muito mais tempo em seu nível vigoroso da meia-idade, bastando dar uma ajeitadinha geral.

E talvez parte dessa ajeitadinha possa ser dada simplesmente com os alimentos que comemos.

– Não é esse o estilo das grandes empresas farmacêuticas – disse Bickford, que se formou em farmacologia –, mas, talvez por ser filha da década de 60, acho extremamente otimista a ideia de que exista uma forma simples de fazer isso.

Esse otimismo, considerando-se a falta de dados sobre seres humanos até aqui, tem sido alimentado por uma coleção cada vez mais rica de pesquisas sobre o envelhecimento cerebral de animais. O que se aplica a um rato não necessariamente vale para um ser humano, mas alguns dos resultados sobre animais são intrigantes.

– Não sabemos tudo, mas sabemos muitas coisas – disse Bickford. – Em muitos aspectos, só mesmo nestes últimos anos é que a nutrição e a neurociência atingiram a maioridade.

Diversos experimentos básicos em tubos de ensaio mostraram que o tecido cerebral retirado de animais mais velhos é mais sensível aos estressores oxidantes do que o tecido similar proveniente de animais jovens. Na meia-idade, já existem indicadores de maior inflamação no cérebro animal. Porém a alimentação parece ajudar. Em estudos sobre animais, Bickford constatou que ratos mais velhos, alimentados com uma dieta de espinafre seco, aprenderam novas tarefas muito mais depressa do que os alimentados com simples comida de rato. Os que foram alimentados com dietas enriquecidas por mirtilo, espinafre ou espirulina tiveram uma perda neuronal menor e uma recuperação melhor dos movimentos depois de um derrame.

James Joseph, da Universidade Tufts, e seus colegas Mark A. Smith e Barbara Shukitt-Hale fizeram dezenas de experimentos, procurando descobrir exatamente o que há no mirtilo que ajudaria o cérebro. Num dos estudos, ratos mais velhos (de aproximadamente sessenta anos, em termos humanos), que já exibiam um declínio cognitivo, foram alimentados com extratos de duas das frutas que aparecem no alto da escala Orac* – o mirtilo e o morango – e tiveram melhor desempenho em testes cognitivos e motores. E, quando se examinou seu tecido cerebral, viu-se que ele tinha níveis mais baixos de marcadores de estresse oxidativo e inflamação.

* Sigla da denominação original, Oxygen Radical Absorbance Capacity (Capacidade de Absorção de Radicais de Oxigênio). (N.T.)

Em outro experimento da Universidade Tufts, depois que camundongos de quatro meses, com uma forma clinicamente induzida de mal de Alzheimer, foram alimentados com extrato de mirtilo, eles se saíram tão bem em testes de memória na meia-idade quanto os não portadores de Alzheimer, e consideravelmente melhor do que os camundongos com demência que não comeram mirtilo. E isso se confirmou apesar de os cérebros dos camundongos com Alzheimer, que haviam ou não haviam comido mirtilo, terem a mesma quantidade de lesões por placas no cérebro. E mais, os comedores de mirtilo também exibiram maior atividade das moléculas que participam das vias da aprendizagem e da memória. De algum modo, os camundongos ficaram protegidos. Seria isso a sua reserva cognitiva? Seriam eles camundongos "escapulidos"?

Outros estudos da Tufts sugerem que o mirtilo pode até aumentar a geração de novos neurônios no giro denteado de camundongos mais velhos – a mesma parte do cérebro envolvida com a memória e a mesma área do hipocampo que é afetada pelos exercícios físicos, tanto em camundongos quanto em seres humanos. Os estudos convenceram James Joseph a tal ponto, que ele passou a chamar o mirtilo de "cerebrilo", e começa o dia com uma tigela bem cheia dessa fruta.

Um dos estudos mais famosos sobre animais e a nutrição foi feito por Carl Cotman e seus colaboradores da Universidade da Califórnia em Irvine, que descobriram que beagles alimentados à base de frutas, legumes e vitaminas, e com a possibilidade de se exercitarem, puderam, mesmo na velhice, aprender novos truques mais depressa do que os cães que não tinham esses bons hábitos. (Os cães que se saíram melhor tiveram sua dieta reforçada sobretudo por antioxidantes, que incluiu alimentos como tomate, grânulos de cenoura, polpa cítrica, flocos de espinafre e vitaminas E e C.)

E esse talvez seja um bom exemplo de manutenção do cérebro. O dr. William Milgram, principal autor do estudo, disse que até um cachorro não muito inteligente, cujo nome era Scamps, pareceu sair-se melhor, após dois anos da dieta reforçada, do que outros cães em processo de envelhecimento.

– O que aconteceu foi que ele continuou o mesmo – disse Milgram –, enquanto os cães dos outros grupos mostraram a deterioração esperada.

## Macacos e mielina

Atualmente, um dos mais ambiciosos esforços para descobrir exatamente qual alimento ou substância poderia funcionar está sendo conduzido em Boston, onde Mark Moss tenta descobrir, de maneira rigorosamente científica, como retardar o envelhecimento no cérebro de macacos de meia-idade.

Moss, como já mencionamos, acha que parte do envelhecimento normal (desde a perda de memória até os problemas de equilíbrio) é atribuível à desintegração gradativa da massa branca do cérebro, o revestimento gorduroso do axônio, que transmite os sinais pelo cérebro. Quando a massa branca – ou mielina – é danificada, a transmissão dos impulsos nervosos fica mais lenta ou até se perde.

Já está claro que, à medida que a massa branca vai aumentando com a idade, até chegarmos aos cinquenta ou aos sessenta anos, parecemos ficar mais inteligentes, ter uma imagem mais integrada do mundo. Em algum ponto, entretanto, o processo de restauração da mielina se interrompe. Ninguém sabe quando se dá esse ponto de desequilíbrio, mas muitos, inclusive Moss, acham que em algum momento durante a meia-idade vamos parar "no limiar de transição" entre a reparação eficaz e os primórdios do declínio. Seria possível entrarmos em ação nesse ponto, para retardar ou deter o processo de envelhecimento, ou para estimular os reparos com algum tipo de alimento ou substância?

Quando estive com Moss pela primeira vez em seu escritório de Boston, ele havia reunido uma equipe de biofísicos, que estava concluindo uma sofisticada modelagem matemática para determinar quais substâncias funcionariam melhor. As pesquisas sobre macacos, assim como as feitas com seres humanos, são dispendiosas e difíceis, e incluem regras complexas para proteger os animais. Por isso, antes de ir adiante, Moss queria que a equipe determinasse qual agente teria a melhor probabilidade de ser útil.

Naquela ocasião, sua lista era longa e incluía antioxidantes como o extrato de sementes de uva, agentes anti-inflamatórios como a espirulina e a aspirina, e até estatinas, que baixam o nível do colesterol e também podem ajudar os vasos sanguíneos do cérebro.

Na última vez que conversei com Moss, ele me disse que a equipe tinha finalmente decidido testar algumas coisas. Um grupo de macacos fará exercícios rigorosos e cuidadosamente medidos (que incluirão "uma enorme roda para hamster"), e terá a pressão sanguínea e a frequência cardíaca monitoradas. Um segundo grupo receberá um antioxidante baseado na alimentação, provavelmente extrato de sementes de uva. E o terceiro grupo receberá um anti-inflamatório ou uma estatina. O ensaio clínico durará três anos (equivalentes a aproximadamente uma década nos seres humanos) e, em seguida, os cérebros dos macacos serão examinados em aparelhos de neuroimagem, para verificar como ficou sua massa branca e saber se, ainda que comecemos na meia-idade, podemos fazer uma diferença verdadeira no envelhecimento cerebral.

– Creio que veremos uma aplicação rápida disso tudo – comentou Moss. – Acho que iremos ao médico e ele dirá: "Escute, sr. Fulano, a sua função renal está ótima, mas os seus *voxels* de massa branca estão meio baixos aqui e ali." Já temos a tecnologia para isso e creio que poderemos fazer intervenções. Acredito que isso vai acontecer, porque a geração do pós-guerra não aceitará um não como resposta; queremos continuar sempre seguindo em frente, e palavra que o faremos.

Há quem não aguente esperar. São pessoas que veem os dados sobre os animais e simplesmente não conseguem resistir. Paula Bickford tem uma dieta balanceada, mas também toma espirulina e óleo de peixe, além de uma mistura que ela mesma inventou (e que acredita ser capaz de estimular as células-tronco do organismo a fazerem um trabalho melhor de restauração, ao envelhecermos), a qual inclui chá-verde e, é claro, mirtilo. Até Mark Moss, que zomba de grande parte disso, contou-me, meio sem jeito, que aumentou sua corrida para oito quilômetros por dia e – por que não? – "também estava tomando um pouco de extrato de sementes de uva".

Na verdade, a ideia de usar um leque de substâncias para revigorar o cérebro já não é uma ideia radical. Embora alguns se preocupem com a possibilidade de que qualquer forma de aprimoramento cerebral venha apenas a aprofundar o abismo entre ricos e pobres, porque alguns terão acesso a essas substâncias e outros talvez não o consigam, trata-se de uma ideia cada vez mais discutida.

No final de 2008, ninguém menos do que a *Economist*, uma revista britânica de notícias normalmente sisuda, publicou um editorial de meia página apoiando o uso de certos fármacos capazes de atuar como aprimoradores cognitivos, e dizendo que "tais substâncias prometem fazer muito bem". Se os cientistas, por exemplo, vierem a usá-las para manter a concentração e "desvendar os mistérios do universo, tanto melhor".

Prosseguiu:

> Alguns se preocupam com os privilégios injustos e a pressão dos pares que poderiam provir desses medicamentos. … [Mas] será que é "natural" dar uma força ao corpo envelhecido, fazendo uma plástica aqui e ali, porém restringir a ajuda no envelhecimento cerebral a exercícios mentais com jogos da Nintendo? Pode até ser que, como aconteceu com o Viagra, a sociedade em geral acolha de bom grado a chegada de um produto químico que faça muito melhor aquilo que o ômega-3, o ginseng, as vitaminas e outras charlatanices não conseguiram fazer. A menos, é claro, que também queiram banir o café expresso duplo.

Na verdade, antes mesmo que a *Economist* desse sua opinião, outra revista inglesa também manifestou seu apoio ao aprimoramento cerebral. A prestigiosa revista científica *Nature* fez um levantamento de seus leitores de inclinação científica, e descobriu que uma em cada cinco das 1.400 pessoas que responderam à pesquisa já vinha tomando medicamentos controlados, como Ritalina e Provigil, para aumentar a concentração ou foco. Essas drogas são aprovadas para vários distúrbios, como o transtorno do déficit de atenção ou a narcolepsia, mas podem ser legalmente usadas "fora da bula" para aumentar a concentração.

## Dieta com baixíssimo teor calórico

Acrescentar alguma coisa ao organismo, entretanto, não é a resposta para todos. Uma das cobaias mais extremadas entre os atuais pesquisadores de alimentos é Mark Mattson, diretor do laboratório de neurociências do Instituto Nacional do Envelhecimento. Só que sua ideia não é ingerir uma quantidade *maior* de alguma coisa, e sim muito, muito menos.

Nos últimos vinte anos, Mattson vem pesquisando a ideia de restringir rigorosamente a quantidade de calorias consumidas, o que constitui a única intervenção que tem demonstrado, de maneira sistemática, aumentar a longevidade de tudo, desde vermes e moscas-das-frutas até camundongos.

Embora ainda não haja dados sólidos a respeito de seres humanos, Mattson tem feito sua parte para contribuir. Desde a pós-graduação, faz cortes drásticos em seus alimentos. Hoje em dia, come apenas 2 mil calorias por dia, o que, segundo me disse, "é pouco para um homem norte-americano", mas "não tão pouco assim". Ele come principalmente carboidratos complexos e "um montão de frutas e legumes". Pai de dois filhos (que comem como o restante de nós), também treina a equipe de esportes *cross-country* do ensino médio e "corre com as crianças". Tudo isso o deixou magro feito um varapau. Com 1,75 metro de altura, Mattson pesa apenas 57 quilos. Aliás, quando o vi recentemente, estava usando uma camisa listrada, e algumas listras pareciam mais largas que ele.

Bem-humorado em seus cinquenta anos, Mattson sabe que nem todos poderiam fazer o que ele faz, mas diz que para ele "funciona".

Por isso, perguntei-lhe:

– O que você comeu no café da manhã?

– Bom, não tomei o café da manhã, na verdade. Normalmente, não tomo – explicou, e com isso jogou no lixo um século de conselhos nutricionais.

Mattson não faz ideia se essa dieta de baixas calorias prolongará sua vida. Até aqui, está ótimo e não tem "nenhuma doença". Mas um estudo de apenas uma pessoa está longe de ser ciência.

– É – ele acrescentou, rindo. – Sou um exemplo de um só.

A rigor, ninguém sabe quanto os seres humanos podem viver. É claro que existe uma programação genética embutida para todos os animais, caso contrário não teríamos tamanha variedade natural. Em média, a mosca-das-frutas vive apenas dois meses, o elefante, setenta anos, e o urubu-de-cabeça-vermelha, 118 anos. Por quê? Será que a resposta é o metabolismo acelerado da mosca-das-frutas, comparado com o do elefante, enquanto o dos seres humanos fica mais ou menos entre os dois? Ninguém sabe. O ser humano mais longevo de que temos notícia, na história recente, foi uma francesa chamada Jeanne-Louise Calment, que morreu em 1997 aos 122 anos. (Era uma fumante que adorava chocolate, regava a comida toda com azeite, resolveu fazer esgrima aos 85 anos, andou de bicicleta até os cem e morou sozinha até os 110. É claro que, sendo francesa, também passou a vida inteira bebericando o resveratrol do vinho tinto.)

Existe agora uma subcultura crescente de cientistas, como Mattson e outros sujeitos dedicados e magérrimos, que estão tentando ver se conseguem prolongar a vida – e manter o cérebro funcionando em alto nível – por comerem menos, muito menos.

Essa ideia está em circulação desde 1935, quando alguns cientistas da Universidade Cornell descobriram, basicamente por acaso, que os ratos que comiam menos não só viviam mais, como também tinham menos doenças crônicas. Desde então, um fluxo contínuo de estudos sobre animais tem mostrado repetidamente que a restrição calórica, que geralmente significa reduzir a ingestão calórica normal em aproximadamente 30%, pode prolongar a vida dos animais até uns 30 a 40%, além de retardar ou impedir doenças crônicas como o diabetes e a aterosclerose, bem como doenças neurodegenerativas como o mal de Alzheimer, o mal de Parkinson e os derrames. Há algumas indicações de que ela também pode promover o nascimento de novos neurônios.

Não seria ético forçar os seres humanos a reduzir as calorias, mas alguns experimentos acidentais sugerem que isso também poderia funcionar para nós. A escassez de alimentos em alguns países europeus, durante as guerras mundiais, foi associada a uma redução dos óbitos por doenças cardíacas, cujos índices voltaram a aumentar depois de terminadas as guerras. A população de Okinawa, praticando sua tradição cultural chamada *hara hachi bu*, come até ficar 80% satisfeita, o que a faz consumir, rotineiramente, 30% menos calorias do que a média dos habitantes do Japão. Eles têm não apenas uma taxa de mortalidade por doenças cardiovasculares e câncer que fica 35% abaixo da observada na média da população do país, como também, até sua dieta se ocidentalizar um pouco, mais habitantes viviam até cem anos do que em praticamente qualquer outro lugar do planeta.

Similarmente, os oito homens e mulheres que participaram do experimento Biosfera, que implicou viverem numa bolha completamente fechada e autônoma, acabaram reduzindo em 22% a ingestão de calorias. Como resultado, eles tiveram, em média, um decréscimo de 17% no peso corporal e reduções acentuadas dos fatores de risco de doenças cardíacas, inclusive menor pressão sanguínea e níveis mais baixos de glicose e colesterol.

Uma revisão recente dos estudos sobre restrição calórica, publicada no *Journal of the American Medical Association*, enfatizou que "essas associações não provam uma relação de causalidade entre a diminuição da ingestão calórica e o aumento da sobrevivência", mas acrescentou, em tom mais otimista, que "esses dados respaldam a ideia de que o elo comum entre o envelhecimento e as doenças crônicas não é inevitável, e de que é possível ter uma vida mais longa sem vivenciar um aumento cumulativo da morbidade e da incapacidade graves".

Atualmente, existe até uma Sociedade da Restrição Calórica, com novecentos associados e em franco crescimento, cujos membros se comprazem em ensinar o método apropriado para pesar a rúcula e cujo livro recente, *The CR Way: Using the Secrets of Caloric Restriction for a Longer Healthier Life*,* tem uma receita fácil de um "Delicioso Sanduíche de So-

* O título se traduziria por "O estilo RC: Usando os segredos da restrição calórica para uma vida mais longa e mais saudável". (N.T.)

bremesa", que consiste num pedaço de pão salpicado de tempero para torta de abóbora.*

Ninguém sabe ao certo por que reduzir as calorias parece prolongar a vida. Talvez essa redução funcione simplesmente porque, com uma queima menor de energia, há uma produção menor de radicais livres e menos danos às células. Mattson acredita que reduzir as calorias também funciona de outras maneiras mais importantes. A dieta de baixa caloria, diz ele, deixa o corpo num estado de leve inanição, o que, por sua vez, põe o organismo numa leve tensão, e esta, por seu turno, aciona um fluxo contínuo de medidas reparadoras úteis.

– A melhor maneira de ver isso é através de uma analogia com as células musculares – disse-me Mattson. – O exercício tensiona as células musculares, com a demanda maior de energia. Muitos radicais livres são produzidos durante o exercício, e a tensão leve aciona vias de sinalização que levam os genes a produzir proteínas que protegem as células do estresse. Faz sentido, intuitivamente.

E ele acrescentou:

– As mesmas proteínas que aumentam nas células musculares, em resposta ao estresse, também aumentam nos neurônios cerebrais, com o exercício, a estimulação cognitiva e a restrição dietética da energia.

Em particular, disse Mattson, o estresse brando nas células nervosas produz uma substância reparadora mágica, chamada fator neurotrófico derivado do cérebro (BDNF), que é claramente uma das celebridades atuais entre as substâncias das pesquisas sobre o envelhecimento cerebral.

– Nos últimos anos – disse-me ele –, surgiu uma enorme bibliografia dizendo que esse BDNF é importante para a plasticidade sináptica, para promover a sobrevivência dos neurônios e para instigar a neurogênese.

A pesquisa mais recente desse cientista foi a primeira a mostrar que macacos submetidos a uma dieta com menos 30% de calorias durante

---

* Muito usado na culinária norte-americana, esse tempero, também vendido pronto, leva canela, pimenta-da-jamaica, gengibre e noz-moscada, e é utilizado no preparo de pratos salgados ou sobremesas. (N.T.)

seis meses, e que também receberam uma toxina que destrói as células de dopamina, como ocorre no mal de Parkinson, apresentaram níveis mais altos de dopamina e funções motoras melhores do que os macacos que receberam as mesmas toxinas agressivas ao cérebro, mas ingeriram quantidades regulares de alimento. E mais, os mesmos macacos tiveram níveis muito mais altos de BDNF no cérebro.

Resta saber se os macacos com essa dieta reduzida terão uma vida mais longa. Um experimento de vinte anos no Instituto Nacional do Envelhecimento ainda prossegue, mas os resultados iniciais são promissores. Também resta saber se tudo isso realmente poderia funcionar nos seres humanos a longo prazo. A maioria dos experimentos dietéticos com animais não apenas reduz as calorias de um conjunto de animais experimentais, como também *aumenta* a ingestão calórica dos animais do grupo de controle, os quais também costumam fazer consideravelmente menos exercício.

– Sabemos que os seres humanos que comem demais não se sairão muito bem disse Mattson. – A questão é se podemos pegar alguém que não esteja comendo em excesso, que tenha o peso normal, e, mediante a redução das calorias, descobrir que também ele teria um benefício maior. Ainda não sabemos disso com certeza. Mas meu palpite é que haveria algum benefício.

Uma das razões por que Mattson e outros confiam na ideia da redução calórica é que, para esses pesquisadores, ela faz sentido em termos evolutivos. Quando o alimento escasseia e as células intuem isso através do estresse, antigos mecanismos de sobrevivência entram em ação, para proteger o organismo até que o alimento volte a ser abundante. Esses mecanismos incluem um aumento da reparação e uma suspensão temporária da reprodução. A redução acentuada das calorias (pense na anorexia) paralisa o sistema reprodutor feminino, porque, "se não há alimento, não pode haver reprodução, porque não haveria comida para os filhos", assinalou Mattson.

No entanto, a desnutrição aguda pode levar à morte. Ninguém sabe quando uma boa redução das calorias transforma-se numa redução nociva, capaz de acarretar diversos efeitos danosos. Os animais alimentados com menos 50% do que seria o normal morrem. Mattson acredita que aproximadamente 2 mil calorias para o homem médio e 1.800 para a mulher – desde que a dieta inclua todos os nutrientes necessários – provavelmente impediriam que o organismo fosse prejudicado, mas proporcionariam o estresse brando necessário para instigar a proteção celular. No momento, ele acha que essa ideia realmente tem mérito.

– Reduzir as calorias ativa uma tensão leve, que aumenta os fatores de crescimento que protegem as células do envelhecimento e das doenças – disse ele.

E é bem possível que também seja assim que realmente funcionam os antioxidantes. Mattson acha que são as toxinas de coisas como a casca da uva vermelha (que existem para repelir os insetos e nos dão o resveratrol) que produzem essa tensão leve que instiga os reparos benéficos.

Ainda assim, talvez não baste simplesmente comer pilhas de antioxidantes. Para exercer um impacto dessa maneira, as doses teriam de ser imensas (15 mil copos diários de vinho tinto, por exemplo). É bem possível que esses problemas de dosagem sejam a razão por que os experimentos com suplementos não costumam funcionar com seres humanos.

Mas ainda é possível obtermos certa ajuda de alguns alimentos em níveis mais normais, através do efeito tóxico. O resveratrol, mesmo no nível de um copo de vinho por dia, acredita Mattson, seria o suficiente para causar um leve estresse nas células. (Toxinas similares são encontradas em outros alimentos antioxidantes, como o alho e os brócolis.) E esse estresse, mais uma vez, pode contribuir para estimular os sistemas de manutenção.

– Os benefícios das frutas e dos legumes talvez não se devam aos antioxidantes, mas ao fato de suas toxinas produzirem esse estresse brando – disse Mattson.

No fim das contas, ele acredita que acabaremos resolvendo isso tudo de maneira mais fácil. É verdade que poucos de nós vão se levantar de manhã na ansiosa expectativa de comer aquele pedaço de pão com tempero de torta de abóbora. Por isso, ele e outros estão fazendo o melhor possível para isolar as diversas toxinas químicas das plantas e, com sorte, armazená-las cuidadosamente, elas ou seus equivalentes biológicos, num comprimido. E, se for possível descobrir esse comprimido, Mattson crê que ele trará seus benefícios máximos na meia-idade.

– Há provas de que o exercício físico, a estimulação cognitiva e a nutrição podem surtir efeito na meia-idade – disse ele.

De fato, um estudo patrocinado pelo Instituto Nacional do Envelhecimento relatou, em julho de 2008, que o composto resveratrol retardou a deterioração e o declínio funcional relacionados com a idade em camundongos adultos. Embora o resveratrol não tenha prolongado a vida dos camundongos, aqueles em cuja dieta regular se acrescentou essa substância, a partir da meia-idade, apresentaram níveis mais baixos de colesterol e menor incidência de catarata, além de terem equilíbrio e coordenação significativamente melhores, comparados aos camundongos que não receberam sua dose de resveratrol. Os pesquisadores que comentaram esse estudo, publicado na revista *Cell Metabolism*, sugeriram que o resveratrol, naturalmente encontrado em uvas e frutas secas, talvez induza alguns efeitos iguais aos da restrição calórica. Quando eu estava concluindo as pesquisas para este livro, os cientistas aguardavam um teste semelhante do resveratrol em macacos.

– As pesquisas vêm tentando compreender o processo de envelhecimento e determinar de que modo as intervenções podem influenciá-lo – disse Richard J. Hodes, diretor do Instituto Nacional do Envelhecimento. – A restrição dietética tem benefícios bem documentados para a saúde em mamíferos, e o estudo de possíveis imitadores dela, como o resveratrol, tem enorme interesse. O resveratrol surtiu efeitos significativos em modelos com animais, agora incluindo camundongos, nos quais ele imitou algumas consequências da restrição calórica, embora não todas.

Mesmo assim, é perfeitamente possível que, depois de tudo isso, simplesmente acabemos no mesmo lugar em que começamos, provando, como disse Bickford, que as "histórias da carochinha" e nossas mães tinham razão, quando apenas nos mandavam comer frutas e legumes. Um dos mais ambiciosos estudos a abordar isso, feito por Nick Scarmeas na Universidade Columbia, efetivamente constatou que as pessoas que seguiram a chamada dieta do Mediterrâneo, carregada de legumes, apresentaram menor risco de desenvolver leves prejuízos cognitivos num período de quatro anos, talvez por terem melhorado os níveis de colesterol e glicose no sangue, bem como a saúde geral dos vasos sanguíneos, ou, possivelmente, por terem reduzido a inflamação.

Faz sentido, sem dúvida. Mas ainda não sabemos exatamente de que modo pode funcionar. Afinal, até uma erva tão simples quanto o tomilho, como assinalou Michael Pollan, autor de *Em defesa da comida*, tem dezenas de antioxidantes, com nomes como terpineol, alanina, anetol, apigenina, ácido ascórbico, triptofano, ácido vanílico, selênio, tanino, e assim por diante. Qual deles se revelará a pílula mágica para o cérebro?

– Acho que não descobriremos uma substância química, numa coisa como o mirtilo, que seja o ingrediente ativo – disse Bickford. – Acho que descobriremos que o que existe é uma porção de substâncias operando juntas, que a coisa é mais sinérgica.

E, enquanto investigamos o que devemos comer, é igualmente importante saber o que não devemos. Também nesse caso, pouquíssimos estudos mostram que alimentos específicos, como a carne vermelha, são nocivos para o cérebro, mas sabemos que certos padrões alimentares podem levar a doenças passíveis de serem danosas, como a obesidade ou o diabetes tipo 2. A maioria dessas novas pesquisas baseia-se em estudos de ligação e não necessariamente comprova relações de causa e efeito, mas decerto indica aquilo a que devemos prestar atenção.

Há sugestões recentes de que o diabetes tipo 2, o mais comum, que é frequentemente relacionado com a obesidade, pode aumentar o risco de demência, por exemplo. Ainda não está claro se o que pode aumentar esse risco é o diabetes ou a obesidade, ou ambos, porque nem todos os diabéticos têm o mal de Alzheimer e nem todos os pacientes com Alzheimer são diabéticos.

Todavia, nos últimos anos, diversos estudos de grandes amostras constataram que as pessoas com diabetes tipo 2 têm o dobro da probabilidade de desenvolver o mal de Alzheimer. É possível que os problemas cardiovasculares causados pelo diabetes bloqueiem o fluxo sanguíneo para o cérebro ou provoquem derrames, o que contribuiria para a demência. O mesmo tipo de placa que se acumula no cérebro na doença de Alzheimer também se acumula no pâncreas no diabetes tipo 2. É igualmente possível que as anormalidades no metabolismo da glicose e nos níveis de insulina no cérebro sejam prejudiciais. É comum os portadores de diabetes tipo 2 serem resistentes à insulina – suas células não podem utilizar bem esse hormônio –, e por isso o pâncreas produz insulina extra, que se acumula no sangue e pode levar a inflamações e a possíveis danos cerebrais.

Um dos novos estudos, conduzido por pesquisadores do Instituto Karolinska, na Suécia, descobriu que até pessoas com diabetes limítrofe [intolerância à glicose] tinham uma probabilidade 70% maior de desenvolver o mal de Alzheimer do que os indivíduos com glicose sanguínea normal. Outro estudo, feito na Finlândia e publicado na revista *Archives of Neurology* em 2005, constatou que estar acima do peso na meia-idade – mesmo sem diabetes – aumentava o risco de demência. Os pesquisadores examinaram os dados registrados de 1.449 homens e mulheres escolhidos ao acaso, primeiro quando eles estavam com 51 anos, depois quando tinham 72, e verificaram que a obesidade na meia-idade, assim como a hipertensão e o colesterol elevado, duplicou o risco de demência – e os indivíduos que exibiam os três fatores de risco tinham seis vezes mais probabilidade de ficar dementes.

Mais uma vez, as razões são desconhecidas, porém, com diversos estudos mostrando os mesmos resultados, começa a se evidenciar que ser obeso na meia-idade não é a melhor coisa que se pode fazer pelo cérebro. Um dos estudos mais recentes, feito por Scott Small na Universidade Columbia, usou aparelhos de neuroimagem e descobriu uma ligação entre os níveis de glicose e – de novo – aquela pequena área do hipocampo, o giro denteado, que é tão crucial para a memória. Small constatou que os picos não regulados de glicose estavam ligados a um volume sanguíneo menor no giro denteado. Esse efeito surgiu com níveis de glicose que não são necessariamente vistos no diabetes, mas sim no processo normal de envelhecimento, ao chegarmos à meia-idade. E é sabido que a atividade física e a dieta adequada – uma dieta que se apoie muito mais nas frutas e nos legumes do que em refrigerantes e guloseimas com alto teor de açúcar – podem ajudar a regular a glicose sanguínea.

Cerca de 20 milhões de pessoas nos Estados Unidos têm diabetes tipo 2. Esse número dobrou nas duas últimas décadas e se espera que continue aumentando, porque os índices de obesidade estão crescendo. No âmbito mundial, o diabetes também tem aumentado, subindo de 30 milhões para 230 milhões de casos nos últimos vinte anos.

As taxas de obesidade também continuam elevadas. De acordo com os Centros de Controle e Prevenção de Doenças, 34% dos adultos norte-americanos de vinte anos ou mais estavam obesos em 2008. Atualmente, o mal de Alzheimer afeta uma em cada dez pessoas acima de 65 anos e quase metade dos idosos acima de 85 anos. Aproximadamente 4,5 milhões de norte-americanos sofrem dessa doença, e cuidar deles custa 100 bilhões de dólares por ano. Espera-se que o número de pacientes cresça, possivelmente chegando à faixa de 11,3 a 16 milhões em 2050.

Mas essas projeções sobre a demência não incluem o possível aumento do diabetes ligado à obesidade. Com efeito, quando os cientistas falam do potencial de os indivíduos que hoje se encontram na meia-idade evitarem a deterioração destrutiva da demência, e conservarem seu alto nível de funcionamento cognitivo até a velhice, é comum haver uma ressalva: se a tendência atual para o aumento da obesidade continuar, como disse um pesquisador da nutrição, "não se pode apostar em coisa alguma".

# 11. A academia cerebral

## Tonificando os circuitos

No começo, a tarefa parece tão simples quanto uma aula do jardim de infância.

Você se senta diante de um computador e a palavra *maçã* pisca na tela por um instante, depois some. Um minuto depois, a mesma palavra reaparece.

A pergunta é: Você *viu* essa palavra antes?

O teste seguinte é igualmente fácil. Dessa vez, o computador *diz* "maçã". Em seguida, você ouve uma sequência aleatória de palavras: "luz", "pé", "cão". E aí escuta "maçã" de novo.

A pergunta é: Você *ouviu* essa palavra antes?

Sem problemas.

Agora a coisa fica mais arriscada. A palavra *maçã* pisca na tela ou é lida em voz alta. Depois, você lê ou escuta uma lista mais longa de palavras não relacionadas. Em seguida, torna a ouvir "maçã".

A pergunta é: Você *ouviu* "maçã" antes, ou está ouvindo a palavra agora? Ou será que você a *viu*? Suas instruções são para só apertar um botão se a palavra aparecer na mesma forma de antes.

Ai, ai, ai. Você sabe que já deparou com *maçã*. Mas como: será que ouviu a palavra? Será que a viu?

Você não faz ideia.

E aí está um dos aspectos mais intrigantes do nosso cérebro. Ao ficarmos mais velhos, a maioria de nós, inclusive os que estão nos estágios iniciais da demência, ainda reconhece o que é familiar. Quando olhamos para uma palavra e depois a vemos de novo, dizemos "A-há!". Mostrem-nos *maçã*, depois tornem a nos mostrar *maçã* e, pronto, reconhecemos as nossas maçãs.

No entanto, indo um passo adiante, constatamos que, a partir de um ponto qualquer da meia-idade, um subconjunto da nossa memória pode ficar mais obscuro. Temos certeza de haver deparado com alguma coisa, ou alguém, mas nossa lembrança de *como* ou *quando* se perde.

É aquela sensação que temos numa festa – a convicção profunda e geralmente correta – de que *conhecemos* alguém, mas não sabemos de onde. Será que esse sujeito é o treinador de futebol da sua filha? É o cara da igreja? É o que você encontrou com o cachorro no parque? Você ouviu "maçã" ou viu *maçã*? Trata-se de uma tarefa da memória, porém, mais uma vez, é a memória num contexto que depende de toda uma multiplicidade de funções cerebrais. Temos de acionar as partes corretas do cérebro, recrutar mais energia cerebral, se for necessário, resistir à ânsia de deixar a mente vagar por aqui ou por ali, e lembrar o que – e como – vimos ou ouvimos.

Nos últimos anos, à medida que se tornou claro que a própria memória não é uma coisa só, mas algo múltiplo, e que partes dela envelhecem melhor do que outras, a pergunta tem sido: podemos consertar as partes que precisam de uma ajudinha? O exercício e a alimentação podem ajudar. Mas será que também podemos focalizar nossas áreas cerebrais mais fracas e, através do treinamento, reforçá-las?

Pensando bem, é bastante estranho. Quando temos um cérebro normal e saudável na meia-idade, não nos esquecemos de que temos um irmão em Phoenix, ou de que um dia moramos na Califórnia – os detalhes autobiográficos básicos permanecem conosco. Construímos vocabulários mais ricos pela velhice afora, provando que até os conhecimentos recém-adquiridos podem ser preservados.

Também nos saímos muito bem no reconhecimento básico – "Sim, eu já vi essa palavra" – e na familiaridade, uma espécie de memória de reconhecimento tão arraigada, que muitas vezes a confundimos com um sentimento – "Eu *tenho a sensação* de que conheço aquele sujeito".

Mas outros tipos de memória não envelhecem tão bem. As lembranças de como ou quando algo aconteceu tornam-se mais indistintas. Eu fui à casa do primo Harry no Dia de Ação de Graças do ano passado?

Será que comprei pão? Eu apaguei o fogão? Eu *vi* ou *ouvi* a palavra "maçã"?

Comumente chamada de memória episódica, essa forma de rememoração não é tão automática quanto outros tipos de memória. Requer um esforço maior. Temos de ligar pontos, situar a coisa num contexto, como quem recorda a sequência de uma história. Ela requer um mecanismo neural mais sofisticado e de maior alcance, e, por diversas razões, o cérebro, à medida que envelhece, começa a emperrar.

Na meia-idade, nosso cérebro lida habilmente com o mundo, mas uns neurônios aqui e ali sentem o peso dos anos. Então, será que podemos recolocar essas células nervosas rebeldes na linha?

## Usar uma parte maior do cérebro

Os truques funcionam. Há algumas estratégias que visam aprimorar funções globais da memória básica. As listas são uma boa coisa, e talvez sejam tudo de que alguns de nós necessitamos. Os estudos mostram que acrescentar detalhes do contexto pode ser útil. Se você está tentando se lembrar de uma palavra, por exemplo, pode se perguntar se ela é abstrata ou concreta. Se está tentando gravar a lembrança de um rosto, pode se concentrar num detalhe visual – a testa larga ou o nariz torto. As informações adicionais instigam maior atividade cerebral em mais áreas, um número maior de conexões e, posteriormente, uma rememoração melhor.

Com efeito, até a imaginação pode ser útil. Num estudo fascinante, a neurocientista Denise Park e uma colega, Linda Liu, constataram que as pessoas mais velhas que tentavam lembrar-se de verificar seu nível sanguíneo de glicose, em determinado horário, saíam-se consideravelmente melhor quando primeiro se *visualizavam* realizando essa tarefa. As que passavam três minutos, todas as manhãs, imaginando-se testando a glicose sanguínea tinham uma probabilidade 50% maior de realmente fazer o exame naquele dia, mais tarde, do que as que usavam outras estratégias, tais como efetivamente praticar a ação. Através da visualização, elas criavam o que Park chamou de um "rastro neural" mais forte daquilo que queriam recordar.

Park suspeita que o uso da imaginação pode ser eficaz ao envelhecermos porque, mais uma vez, ela depende de uma parte da nossa maquinaria cerebral – a memória automática, uma parte mais primitiva da memória – que não se deteriora rapidamente.

Dito isso, se realmente quisermos conservar o cérebro em condições melhores até o fim, talvez precisemos alterar fundamentalmente a maneira de ele funcionar. Talvez uma pequena percentagem das pessoas não tenha problemas, até os setenta e tantos ou oitenta e tantos anos (e, quando isso ocorre nas famílias, pode ser genético), mas a maioria de nós, que os temos, talvez precisemos seduzir nosso cérebro – ou até dar-lhe um empurrão – para fazê-lo voltar a padrões mais jovens ou mais eficientes.

É justamente isso que a neurocientista Nicole Anderson vem tentando fazer no laboratório da Universidade de Toronto. Usando os mais modernos conhecimentos sobre como o cérebro funciona melhor ao envelhecer, ela vem ensinando pessoas a aprimorar seu desempenho, novamente usando os dois lados do cérebro, em vez de um só – ensinando-lhes a bilateralidade.

A ideia é que os indivíduos que se adaptam e aprendem a usar os dois hemisférios do cérebro, ou a recorrer com mais eficiência a seus poderosos lobos frontais, quando necessário, conseguem permanecer em melhor forma cognitiva. As perguntas são: Essas técnicas podem ser ensinadas? E podem ser ensinadas a pessoas de meia-idade ou mais, de um modo que as faça durar?

Anderson aposta que a resposta às duas perguntas é "sim", e por isso está tentando. Dia após dia, homens e mulheres entram em fila em seu laboratório de Toronto e, sentando-se diante de computadores, procuraram recordar se *ouviram* ou *viram* diversas palavras, como *maçã*, *balde* ou *abajur*. Como me explicou a cientista, esse exercício tem como alvo específico a memória episódica, a capacidade de recordar algo num contexto. Como foi que deparei com essa palavra *maçã*? Eu a vi? Ou eu a ouvi?

Para lograr êxito nisso, precisamos recrutar nossa região mais seleta do cérebro: o córtex frontal. Quando mais jovens, usamos apenas um lado das áreas frontais do cérebro para lidar com essas informações contextuais complexas, do tipo "Como foi que deparamos com a palavra *maçã*?", ou "Como foi que conhecemos aquele sujeito da festa?". Ao envelhecermos, porém, os melhores e mais brilhantes dentre nós começam a convocar os dois hemisférios para executar essa tarefa. Os cérebros inteligentes adaptam-se inconscientemente, quando necessário. Mandam chamar os reforços.

Quando conversei com Anderson, ela estava em meio a uma tentativa de treinar um grupo de adultos para fazer esses ajustes. Como parte de seu estudo, que continua em andamento, os cérebros dos participantes são escaneados em aparelhos de neuroimagem antes e depois do treinamento. Anderson quer verificar se os que a princípio não usam os dois hemisférios cerebrais, ao se aprimorarem na tarefa, aprendem a usá-los. Será possível ensinar o cérebro a usar uma parte maior dele mesmo, quando necessário?

É óbvio que isso vai muito além das palavras cruzadas. Como explica Anderson, essa reabilitação geral do cérebro visa aos processos subjacentes e os treina:

– Achamos que, à medida que as pessoas progredirem, elas começarão a usar uma parte maior do cérebro, e poderemos induzir um padrão de bilateralização. Estamos explorando uma coisa diferente aqui. Estamos procurando treinar os cérebros mais velhos a fazerem isso quando precisarem, a usarem seus mecanismos mais apropriados e potentes.

## Treinamento com videogames

Se os participantes do estudo de Anderson são exploradores da fronteira mais externa do aperfeiçoamento cerebral, cada vez mais eles têm companhia. Num laboratório da Universidade Columbia, numa dessas manhãs, outro explorador do cérebro, Martin Goldblum, acomodou-se numa cadeira para jogar um game chamado Fortaleza Espacial, que o neurocientista Yaakov Stern, também da Columbia, espera que venha a treinar cérebros mais velhos a reter padrões juvenis mais eficientes, ou a retornar a eles.

Pintor contemporâneo de 66 anos, Goldblum não costuma passar os dias jogando videogames. Apesar disso, era o superastro do laboratório. Observando o jogo, fiquei admirada por alguém conseguir aprendê-lo bem, em especial pessoas de meia-idade ou mais velhas. Mas Goldblum o havia dominado.

– É um desafio – comentou o artista, um homem esguio e jovial, que usava calça jeans e camiseta preta e manifestou prazer em conversar enquanto ia clicando o mouse durante o jogo. – É preciso cuidar de múltiplas tarefas, fazer uma porção de coisas diferentes ao mesmo tempo, e há uma urgência na coisa toda.

Para jogar, Goldblum segurou um *joystick* preto com a mão direita e um mouse com a esquerda. Um grande hexágono verde piscava na tela e havia uma arma que tentava derrubar sua nave espacial, que ele tinha de manter dentro do hexágono, enquanto ia derrubando pequenos asteroides que passavam voando. O jogo tinha dezenas de regras sobre quando era permitido atirar, com que frequência e onde.

Para um observador externo, parecia uma tarefa impossível. Na verdade, Yaakov Stern, o pesquisador da reserva cognitiva que estava conduzindo o experimento na Universidade Columbia, de início não se sentira seguro de que as pessoas mais velhas conseguiriam aprender o jogo. Mas elas aprenderam.

E o estudo tinha um protocolo não revelado: um terço dos participantes funcionaria como grupo de controle e não jogaria o videogame; outro terço aprenderia e jogaria o jogo, e o último grupo seria instruído, ao jogar, a "desviar o foco" e se concentrar exclusivamente na atividade da nave espacial, ou, alternadamente, nos asteroides.

O interessante nesse jogo – e a razão por que Stern o escolheu para seu estudo – é que já foi demonstrado que, por uma combinação de concentração e desvio da concentração, ele funciona para treinar o cérebro a se concentrar. E, o que é ainda mais importante, essa concentração maior se transfere para a vida real. Os jovens aviadores militares que fizeram um treinamento com o mesmo jogo em Israel saíram-se melhor ao pilotar aviões de verdade.

O grande problema de muito do que é vendido como treinamento para o cérebro está em que nunca se provou que sejam coisas que funcionem na vida real. As pessoas melhoram o desempenho na tarefa usada como treinamento, mas essa melhora não necessariamente as ajuda a lembrar, digamos, por que foram ao mercado, ao saírem para cuidar de uma incumbência. Como diz Stern, agora os pesquisadores estão procurando "encontrar uma intervenção que seja generalizada, que ajude as pessoas a lidarem com o envelhecimento".

Aos 54 anos, Stern está em plena meia-idade. O corredor do lado de fora de seu escritório tem uma fileira de armários pretos de arquivo, com dados das dezenas de estudos que ele supervisiona. Seu trabalho envolve viagens frequentes, aulas, alunos e, nas horas vagas, ensinar a filha a dirigir. Como muitos de nós na fase intermediária da vida, ele está plenamente engajado em praticamente todos os sentidos possíveis. Mas, embora controle tudo isso com aparente facilidade, ele admitiu que agora seu cérebro precisa de mais ajuda:

– Agora tenho que contar com meu Palm Pilot o tempo todo. Sabe como a gente costumava se lembrar de tudo, com perfeita facilidade? Bem, isso claramente fica mais difícil. E é constrangedor. Um dia desses, eu estava contando um caso a meus alunos, e eles tiveram de me dizer que eu lhes contara o mesmo caso na semana anterior.

Stern riu disso, mas é um homem dedicado. Sua família tem um longo histórico de mal de Alzheimer, e ele está decidido a descobrir um modo de combater a doença. Em particular, quer desenvolver técnicas seguras para proteger o cérebro das agressões do envelhecimento normal e da demência. Ele e muitos outros creem que essa proteção, ou reserva cerebral, pode surgir de forma inata a partir de um conjunto afortunado de genes, mas também pode ser desenvolvida ao longo da vida, a partir de tudo que ajude o cérebro a permanecer flexível e forte, como a instrução ou mesmo atividades complexas de lazer, trabalhos ou, quem sabe, até alguns videogames.

Uma das esperanças é que, se pudermos fortalecer o cérebro, ao menos poderemos empurrar para mais adiante, por alguns anos, o declínio mental grave. Por exemplo, as estatísticas mostram que, se fosse possível retardar em apenas cinco anos a instalação do mal de Alzheimer, muitos dos que sofrem dessa doença morreriam de outras causas, o que ao menos os pouparia de anos devastadores de demência.

Nesse estudo com o videogame, Stern quer descobrir um modo de estimular nossa reserva cerebral e fazer com que ela se mantenha. Isso significa não apenas aperfeiçoar essa ou aquela habilidade, mas melhorar a forma geral pela qual o cérebro funciona e coordena o pensamento. Essa coordenação, amiúde chamada de função executiva, vai além da simples memória e é – mais uma vez – uma especialidade da elite constituída pelo córtex frontal.

São essas aptidões de coordenação que o game Fortaleza Espacial aprimora, porque ele força os jogadores a se desincumbirem de tarefas múltiplas e a deslocarem o foco dentro do contexto do jogo. Diversos estudos mostram que, quando se quer aprimorar uma habilidade atlética – digamos, a destreza no tênis –, o melhor é voltar o foco para uma habilidade específica, mas só no contexto do jogo inteiro, que é um teste do foco e da coordenação.

– Um treinador de tênis – explicou Stern – poderia dizer: "Hoje nós vamos jogar, mas vamos nos concentrar no seu *forehand*." Sabemos que esse tipo de treinamento funciona e, nesse game, Fortaleza Espacial, quando os jogadores deslocam a ênfase ao jogar, eles são treinados nas aptidões de atenção, concentração e coordenação. E aperfeiçoam essas habilidades numa situação real, não em isolamento. Uma analogia com esse jogo na vida real seria quando a pessoa dirige e fala ao telefone. Quando vamos ficando mais velhos, é comum não lidarmos muito bem com essas situações, com essas tarefas duplas que exigem atenção e concentração. Podemos perder essa aptidão.

Stern quer ensinar os cérebros mais velhos a conservarem esse foco, ou, se necessário, a recuperá-lo. E a maneira de fazer isso, a seu ver, é ensiná-los a serem mais eficientes, a recorrerem com mais facilidade ao seu potentíssimo córtex frontal, que aprimora a concentração. Os estudos de Stern e outros mostraram que muitos dos indivíduos com altos níveis de reserva, que parecem estar um pouco mais protegidos do envelhecimento ou da doença do que outros, parecem usar o cérebro exatamente dessa maneira.

– É como um Mercedes e um Volkswagen – explicou ele. – Você tem que pisar fundo o acelerador para fazer o VW andar e, quando chega à via expressa, o VW velho não aguenta passar dos 110 quilômetros por hora. Mas o Mercedes arranca com menos esforço e continua a acelerar com facilidade. As pessoas dotadas de uma reserva cognitiva são como o Mercedes. Têm o cérebro mais eficiente. E não é só o QI. Não se trata apenas de uma coisa com que a gente nasça. Pode vir de uma porção de fontes.

A pergunta é: Podemos descobrir maneiras específicas de construir essa capacidade? Podemos pegar um cérebro Volkswagen na meia-idade, que é quando Stern e outros acham que talvez tenhamos de iniciar tudo isso, e transformá-lo num cérebro Mercedes... usando um videogame? Ou será que podemos pegar um Mercedes meio caidinho e devolvê-lo aos bons tempos das vias expressas?

– Ainda não sabemos, mas espero que sim – disse-me Stern, acrescentando que a única maneira de descobrir é fazer estudos sérios de longo prazo, para compreender o que estimula o cérebro de um modo que o fortaleça, para "descobrir o que realmente funciona, e como".

## Cérebros plásticos, mutáveis

Ao pensarmos em maneiras de manter o cérebro nos eixos enquanto envelhecemos, entretanto, há um pequeno senão: nós já somos bastante estimulados. Vivemos e trabalhamos em mundos complexos, cheios de tarefas múltiplas, com a CNN berrando e crises econômicas com que nos preocuparmos. *Já estamos* bastante enriquecidos.

Será possível encontrarmos algum programa adicional de treinamento com a mínima chance de superar o corre-corre da nossa vida cotidiana, e instigar ainda mais o nosso cérebro a preservar ou a retornar a hábitos melhores?

Num recente congresso de cientistas cognitivos em Washington, Michael Merzenich, que criou um novo sistema de treinamento cerebral e é um dos principais proponentes dessa ideia dos exercícios mentais, declarou a seus colegas, com o rosto ficando vermelho e praticamente aos gritos:

– Posso melhorar qualquer um. Qualquer um!

Professor emérito da Universidade da Califórnia em São Francisco, Merzenich não é um homem que se possa tratar levianamente. Um dos pioneiros da neuroplasticidade, sempre esteve na dianteira. Quase trinta anos atrás, mostrou como o cérebro do macaco se recompõe depois de uma lesão. Membro da prestigiosa Academia Nacional de Ciências, inventou um sistema que usa sons para ajudar alguns pacientes disléxicos. É detentor de cinquenta patentes.

E agora se deslocou para o cérebro mais velho, que ele *insiste* em que pode ser treinado para agir como um cérebro mais eficiente, se estivermos dispostos a nos esforçar. Anos atrás, Merzenich fundou uma empresa, a Posit Science, e desenvolveu um sistema que ele diz ser capaz não apenas de impelir o cérebro a se adaptar, mas também, nas áreas em que sofremos perdas, de recolocá-lo nas condições que ele tinha anos antes. Merzenich confia em que pode fazer o relógio do cérebro retroceder.

Na meia-idade, o cérebro já aprendeu a lidar facilmente com o mundo – e a esperança é podermos mantê-lo nesse nível, ao envelhecermos. Merzenich, por exemplo, acha que isso é possível.

– As estratégias e a compensação são boas, mas acho que não temos apenas de corrigir – afirmou ele quando conversamos, recentemente. – Não estamos emperrados com os déficits que temos nem com as mudanças negativas que ocorrem. Tudo isso pode ser corrigido.

Seria lícito ficarmos céticos diante de pronunciamentos tão decisivos, mesmo vindos de alguém tão persuasivo quanto Michael Merzenich, mas ele realmente dispõe de algumas provas que o corroboram. Em 2007, Elizabeth Zelinski, da Universidade da Califórnia do Sul, anunciou os resultados do primeiro estudo oficial do sistema de treinamento de Merzenich, baseado em computadores e chamado Ginástica Cerebral. O estudo, oficialmente publicado em 2009, foi uma espécie de ensaio aleatório pelo método duplo-cego, o que vem a ser o padrão de referência da obtenção de provas. E constatou que a forma de treinamento cerebral intenso de Merzenich parecia funcionar.

Realizado em centros de todo o território norte-americano, inclusive na Clínica Mayo e nos hospitais da Administração dos Veteranos de Guerra, o estudo baseou-se em quinhentos adultos, divididos em dois grupos. Um deles exercitou-se uma hora por dia, durante oito semanas, na Ginástica Cerebral, o que significou que os participantes sentaram-se com fones de ouvido diante de um computador e fizeram uma série de exercícios criados para aprimorar o cérebro. O treino foi predominantemente auditivo, no sentido de que eles tinham que distinguir palavras de som semelhante, como *mat*, *pat* e *cat*,* ou decidir se um som estava ficando mais agudo ou mais grave. O outro grupo de adultos, o de controle, passou o mesmo tempo assistindo a DVDs educativos. O estudo foi financiado pela Posit Science Corporation, mas nenhum dos investigadores recebeu dinheiro da empresa.

No fim, os que tinham feito o treinamento no computador exibiram melhor desempenho; na verdade, obtiveram os resultados de pessoas dez anos mais jovens em testes-padrão da área cognitiva. Os que haviam apenas assistido aos filmes não apresentaram melhora.

Nos últimos anos, fomos inundados por toda sorte de jogos de ginástica cerebral baseados em computadores, desde o Idade Cerebral, da Nintendo, até o Neurônio Feliz. A indústria saltou de 2 milhões de dólares em 2002 para 80 milhões em 2007. Mas há pouquíssimos indícios de que esses jogos vendidos no mercado tenham algum efeito concreto em nosso cérebro.

Com o treinamento da Ginástica Cerebral, ao menos temos disponível no comércio um programa que foi testado.

---

* Termos que se traduziriam por esteira (ou capacho), palmada e gato; foram mantidos no original para deixar clara a proximidade fonética. (N.T.)

– Comecei cética. Eu realmente não acreditava que ele funcionaria – contou-me Zelinski, quando conversamos. – Acho que, no fim das contas, ele se saiu muito melhor do que jamais esperei.

## Sinais mais claros, foco melhor

A Ginástica Cerebral tem por alvo diversas funções cerebrais básicas. A primeira delas é a fidelidade, ou a clareza do sinal que penetra inicialmente no cérebro. Diz a teoria que, aprendendo a discriminar melhor os sons similares, o cérebro mais velho é obrigado a retornar aos padrões mais nítidos de concentração que tinha quando era mais jovem.

– A ideia por trás disso é que existe um lado obscuro na plasticidade do cérebro e que, ao envelhecermos, podemos parar de prestar atenção, podemos parar de nos concentrar – disse Zelinski, autora de ponta no estudo. Segundo a ideia de Merzenich, as informações que entram no cérebro à medida que ele envelhece podem ficar mais indistintas, não exatamente no nível do ouvido, que pode ter seus próprios problemas, é claro, mas ao longo das vias que levam do ouvido às regiões internas do cérebro. Quando há "ruído" nos sinais de entrada, as informações armazenadas e copiadas no cérebro também se tornam mais ruidosas, mais caóticas e menos úteis. Por outro lado, se a pessoa consegue treinar novamente o cérebro para que ele se concentre e obtenha as informações e os sinais com mais nitidez, logo de saída, ela obtém lembranças mais duradouras.

Além disso, os sinais mais nítidos estimulam o cérebro a produzir o tipo certo de substâncias químicas – os neuromoduladores, como a dopamina, a norepinefrina e a acetilcolina, que nos ajudam a aprender e a consolidar as lembranças, e que são justamente os que tendem a diminuir com a idade.

– Eu mesma experimentei essa ginástica, e foi muito, muito difícil – contou-me Zelinski. – Ela obriga a gente a se dedicar, a prestar atenção. Mas não é tão difícil que nos faça desistir e perder a concentração. É uma abordagem que realmente coage o cérebro a trabalhar com afinco.

Exatamente em que momento deve começar essa coação, no entanto, não está claro. Com certeza, o que acontece com nosso cérebro em qualquer idade é importante, mesmo dentro do útero. Mas, se começarmos essa ginástica neural aos cinquenta anos, digamos, será que ela realmente nos ajudará a encontrar e a amarrar os sapatos quando chegarmos aos 85? A maioria acredita que a meia-idade é uma ocasião esplêndida para tudo isso, porém essa crença ainda está por ser consolidada.

– É possível que haja uma questão do momento oportuno nessa coisa toda. Ainda não sabemos – disse Zelinski.

Merzenich, por sua vez, insiste em que manter ou forçar o cérebro a adotar hábitos melhores é uma "meta realista", e está convencido de que devemos enveredar por esse caminho antes de ficarmos velhos demais. Disse ele:

– Na meia-idade, somos bastante competentes na manipulação das informações que chegam. O cérebro pode não ser tão veloz quanto na época em que a pessoa tinha vinte anos, mas ela tem mais vinte ou trinta anos de experiência manipulando informações, de modo que o cérebro é capaz de fazer isso com bastante eficiência. Na meia-idade, essa experiência supera os declínios e o cérebro funciona bastante bem para o indivíduo. Mas quando fazemos um trabalho em que ter um bom cérebro é importante, queremos mantê-lo funcionando nesse nível. Numa certa idade, há um ponto crítico de transição em que a experiência não mais supera as perdas do cérebro. Para a maioria de nós, é provável que agora esse ponto esteja na sétima década de vida. Mas queremos melhorar isso e, se possível, mudar a inclinação da trajetória.

A mudança dessa inclinação, contudo, pode exigir um treinamento complexo e um trabalho árduo. Ao envelhecermos, tendemos a cair em padrões previsíveis na vida e na atividade cerebral, ou, como diz Merzenich, no "piloto automático". Afirmou ele:

– Não vai funcionar, se continuarmos a fazer repetidamente as mesmas coisas. Ao envelhecermos, caímos em comportamentos que são cada vez mais estereotipados e restritos. Não trabalhamos com a mesma intensidade em aprimorar ou preservar o alto nível das operações do cérebro.

Ele simplesmente não adquire novas informações. Não há nada de errado nisso, mas não é suficiente.

Para impedir que o cérebro se torne preguiçoso, é possível até que precisemos de uma ginástica específica para cada função cerebral, do mesmo modo que frequentamos uma academia e trabalhamos os músculos da coxa, num dia, e os tríceps, no outro, porque, como disse Merzenich, "não existe pílula milagrosa" para o cérebro, e "um jogo de sudoku" não basta.

Em vez disso, temos que lidar com o cérebro em processo de envelhecimento por diversos ângulos. Temos que nos forçar a prestar atenção, que nos concentrar com um nível de intensidade que, segundo Merzenich, "é coisa da infância". E temos que sair da rotina:

– As pessoas precisam compreender que há uma relação direta entre o crescimento físico do cérebro e a maneira como ele é usado, e, à medida que a ideia de que podemos introduzir mudanças positivas no cérebro vai sendo absorvida, isso é fortalecedor.

## Além das palavras cruzadas

No momento, porém, ainda é extremamente difícil provar que algum dos programas de ginástica cerebral funciona fora do laboratório e se transfere para a vida real. No estudo do sistema de Merzenich, na verdade, houve apenas um indício de que isso era fato. Os sujeitos experimentais que concluíram o treinamento disseram ter "percebido" que haviam melhorado sua capacidade de recordar números de telefone e nomes na vida real. Os que haviam simplesmente assistido aos DVDs educativos não relataram nenhuma melhora desse tipo. Os que concluíram o treinamento também exibiram em seu sangue índices mais elevados dos proveitosos fatores de crescimento.

– Mas não sabemos mesmo – admitiu Zelinski. – Não temos dados satisfatórios sobre como isso se traduz na vida real. Realmente não dá para seguir as pessoas e ver se elas estão esquecendo coisas.

Apesar disso, agora sabemos pelo menos o bastante para começar, ou para pensar em começar. Zelinski tem a fervorosa convicção de que devemos começar já, e pegar o caminho mais difícil. Disse ela:

– Palavras cruzadas não bastam. Basicamente, a pessoa fica tentando descobrir palavras que já conhece. Precisamos desafiar o cérebro. Deve ser alguma coisa difícil para a pessoa: não tão difícil que ela perca a concentração, mas difícil. Precisamos sair das nossas zonas de conforto.

Pessoalmente preocupada, Zelinski tem feito tudo o que pode para manter a capacidade de seu cérebro de 55 anos. Está tendo aulas de piano, e me contou:

– Meu filho tem 18 anos e toca desde que estava na terceira série primária, sabe ler música e produzir coisas lindas com os dedos. Eu queria ser capaz de fazer isso, tinha essa vontade. Por isso, quando entrei numa licença sabática, comecei a ter aulas. É muito lento e difícil, e para conseguir é preciso encontrar um professor que se disponha a trabalhar com você. Mas, afinal, eles trabalham com crianças de cinco anos, não é?

Um pequeno estudo mostrou que um grupo de sexagenários que se exercitou estudando piano obteve, passados seis meses, um desempenho melhor em testes cognitivos. Zelinski admite prontamente que um estudo tão minúsculo e "bonitinho" não equivale a provas sólidas. Ainda não fazemos ideia de quantas sonatas ou movimentos sonoros são necessários para que nossos neurônios preguiçosos acordem, nem se temos de fazer isso numa determinada ordem, ou se isso realmente fará alguma diferença, no final das contas.

Mesmo assim, que mal pode fazer? A maioria dos que têm problemas com a memória não está a caminho da demência, mas, já que a demência começa no cérebro muito antes de se tornar visível, de que modo podemos ter certeza? Como assinalou Zelinski, "vão se passar trinta anos até sabermos", e por isso podemos muito bem "nos preparar para o pior e começar a dar tratos à bola".

## As emoções e a cognição

No caminho, podemos igualmente procurar nos divertir, porque nosso estado de ânimo também tem uma importância surpreendente para o cérebro. Pilhas de estudos constataram que as pessoas que são menos rabugentas, menos solitárias, bem-casadas ou ligadas de algum outro modo com seus semelhantes humanos, ou até com seus cãezinhos de estimação, têm um risco mais baixo de desenvolver cardiopatias ou o mal de Alzheimer, uma chance maior de continuar mentalmente alertas e uma probabilidade maior de ter vida longa. Um estudo recente, feito na Inglaterra, constatou que as pessoas de meia-idade que simplesmente davam uma saidinha, para ir regularmente ao bar da esquina, tinham melhores aptidões cognitivas do que seus vizinhos que ficavam em casa.

É verdade que muitas dessas ligações entre humor, cérebro e saúde também sofreram, ao longo dos anos, do clássico problema do ovo e da galinha. É perfeitamente possível que os tipos alegres e otimistas que dão um pulinho até o bar já sejam uma cepa especial, para começo de conversa, talvez muito mais propensos a dar outros passos para melhorar a saúde, como tomar seu comprimido contra a hipertensão na hora certa ou comer cenoura. Também é possível que os indivíduos mais sociáveis apenas sejam mais sadios, de modo geral, sem uma doença secreta se desenvolvendo insidiosamente e os deixando mal-humorados.

Ultimamente, porém, estudos mais controlados obtiveram uma compreensão muito mais clara dessa questão. Trata-se de verdadeiros estudos comparados, nos quais um grupo faz uma coisa específica, como participar de um coral, e outro fica em casa. Depois, os dois são cotejados num confronto sério e direto. E esses estudos, que tentam eliminar outras influências possíveis, como o gênero, a obesidade, o tabagismo e os níveis de instrução, agora relatam de forma rotineira exatamente o mesmo que era descoberto pelos estudos anteriores, menos rigorosos: ser sociável e animado é bom para o corpo e a mente.

Pesquisadores da Universidade Johns Hopkins, por exemplo, descobriram que os homens e as mulheres que se ofereceram como voluntários para dar aulas particulares a estudantes em escolas de Baltimore, por meio de um grupo chamado Corpo de Experiência, tiveram um índice de declínio da memória inferior ao das pessoas incluídas no grupo de controle, formado por não voluntários.

E isso se deu apesar de os dois grupos terem começado com níveis semelhantes de função cognitiva. Os voluntários também reduziram significativamente o tempo que passavam vendo televisão em casa, e relataram sentir-se muito mais fortes em termos físicos (os alunos também se saíram melhor na escola).

Meu favorito nessa febre atual de pesquisas sobre a "sociabilidade" foi um estudo recente de pesquisadores da Faculdade de Medicina da Universidade de Miami, que investigaram de que modo a arquitetura poderia melhorar o cérebro de 16 mil residentes mais velhos de um quarteirão do bairro de Little Havana, em Miami. O estudo constatou que aqueles que apenas moravam em casas ou apartamentos com varanda, que davam para a rua e incentivavam os bate-papos entre vizinhos, tinham uma função cognitiva melhor do que as pessoas que não dispunham desses benefícios arquitetônicos.

Até a autoimagem pode ter importância. Um estudo de Becca Levy, psicóloga da Universidade Yale, descobriu que a memória das pessoas mais velhas melhorava depois da simples visão de palavras positivas sobre o envelhecimento. No estudo de Levy, as palavras foram exibidas depressa demais para que os sujeitos se conscientizassem de as terem lido, mas assim mesmo, em algum nível, surtiram efeito. As pessoas se saíam mal quando começavam por ver palavras negativas, como *declínio*, *senil*, *decrépito*, *demência* e *confuso*. Mas a memória exibia uma melhora significativa quando elas eram inicialmente expostas a palavras positivas sobre a idade, como *sensato*, *alerta*, *sábio* e *douto*.

Similarmente, Thomas Hess, psicólogo da Universidade Estadual da Carolina do Norte, constatou que as atitudes são como profecias que sempre se realizam. Em seus estudos, as pessoas mais velhas tinham um desempenho pior nos testes de memória quando primeiro lhes era dita alguma coisa negativa sobre a velhice, como informar que o estudo que estava para começar era sobre o modo como o envelhecimento afeta a aprendizagem e a memória. No entanto, quando primeiro lhes diziam algo positivo, como a afirmação de que não havia grande declínio da memória com o envelhecimento, seu desempenho nos testes melhorava. Outro estudo recente, centrado em nossa natureza competitiva, constatou que as pessoas de meia-idade e mais velhas saíam-se melhor em testes cognitivos quando eram informadas de que seriam testadas com pessoas mais jovens, e não mais idosas.

Não se sabe com exatidão de que modo a autoimagem, as relações sociais intensas ou o bom humor afetam o cérebro. Mas há algumas dicas boas – e fascinantes.

Um dos candidatos é o estresse. Se as relações sociais puderem reduzir o estresse – e isso significa que você precisa escolher cuidadosamente os seus amigos, é claro –, o cérebro se beneficiará. O estresse ininterrupto – em particular os níveis contínuos de cortisol induzido por estresse – mata os neurônios no hipocampo, uma estrutura primordial da memória. A depressão também tem sido ligada à redução do hipocampo.

E estão surgindo provas de que nosso cérebro, desde o começo, foi estruturado para cooperar, de modo que pode funcionar melhor se o fizermos. Um estudo de neuroimagens do Instituto Nacional de Distúrbios Neurológicos e do Acidente Vascular Cerebral constatou que, quando os participantes optavam por dividir um dinheiro que lhes fora dado, em vez de guardá-lo todo para si, ativava-se o centro de recompensas do cérebro – a mesma área liberadora de dopamina que se ativa com a atividade sexual, a torta de chocolate e a cocaína.

## Espelho, espelho do cérebro

E há também os neurônios-espelho. Nos últimos anos, os neurocientistas descobriram toda uma nova categoria de células nervosas, que parecem existir primordialmente para nos ajudar a reconhecer e a sentir a alegria e a dor dos outros. Esses neurônios-espelho talvez sejam um dos mais fortes esteios neurobiológicos do nosso impulso de ligação – e mais uma razão por que devemos ter bastante cuidado com as pessoas com quem nos relacionamos. Os neurônios-espelho tornam as emoções contagiosas.

Até a história da descoberta desses neurônios é fascinante. Uns vinte anos atrás, uma equipe de neurocientistas italianos saiu para almoçar e deixou um macaco de suas pesquisas ligado a eletrodos. Quando eles voltaram e entraram no laboratório, um dos pesquisadores levou à boca um sorvete de casquinha. Na mesma hora, campainhas e luzes começaram a disparar, indicando que as áreas do cérebro do macaco correspondentes a levar uma das mãos à boca, para comer alguma coisa, também se haviam ativado. O macaco não estava tomando sorvete, mas no seu cérebro estava.

A partir desse achado surpreendente, o campo dos neurônios-espelho explodiu. Hoje se acredita que esses neurônios, que se distribuem em bolsões por todo o cérebro, são o que nos ajuda a compreender os motivos e os atos de terceiros. São eles que nos fazem "sentir" a dor do personagem de filme que é abandonado pela namorada, ou o medo da vítima de sequestro que tem um revólver apontado para sua cabeça.

"Quando vemos as estrelas de cinema se beijarem na tela, algumas células que disparam em nosso cérebro são as mesmas que disparam quando beijamos a pessoa amada", escreveu Marco Iacoboni, neurologista da Universidade da Califórnia em Los Angeles, no livro *Mirroring People* [Espelhando as pessoas].

"Quando vemos alguém sofrer ou sentir dor, os neurônios-espelho nos ajudam a interpretar sua expressão facial e nos fazem sentir, efetivamente, o sofrimento ou a dor da outra pessoa. Esses momentos são a base da empatia e, possivelmente, da moral, uma moral profundamente enraizada em nossa biologia."

## A sociabilidade como exercício

E existem indícios crescentes de que estar com outros seres humanos também ajuda a tonificar nossos dendritos cerebrais. Ser sociável é difícil e complicado, e exige muito do cérebro.

– As pessoas se esquecem de como é difícil e complexa a tarefa da interação social – disse Denise Park, a neurocientista de Dallas. – Há muitas exigências no simples encontro com uma pessoa nova. Há um nome e um rosto, e você tem de ligar esse nome a esse rosto. E a nova pessoa tem uma história particular que ela lhe relata. E você lhe contará coisas a seu próprio respeito. E, no dia seguinte, quando voltar a vê-la, terá de trazer tudo isso de volta à mente. O engajamento social, o engajamento social contínuo, é muito desgastante em termos cognitivos.

Quando conversei com ela, Park acabara de concluir a fase piloto de um novo estudo para examinar isso melhor. No estudo, pessoas de meia-idade e adultos mais velhos, socialmente isolados, irão a um centro de reuniões aprender a fazer fotografias digitais e colchas de retalhos. Embora a aprendizagem dessas novas habilidades possa ajudar, Park espera que grande parte do benefício provenha da própria interação humana.

Depois da parte inicial do estudo, Park fará o escaneamento cerebral dos participantes, para verificar se houve aumento do volume do cérebro nas áreas associadas à aprendizagem de tarefas complexas, como a confecção de colchas ou a fotografia. Mas ela também espera ver o impacto do engajamento social.

Como dissemos, ao envelhecer o cérebro tende a divagar, a se distrair. Park acredita que precisamos encontrar maneiras de impedi-lo de resvalar para seu desvinculado modo-padrão. Também ela acha que temos de treinar novamente o cérebro para que ele volte aos hábitos da juventude. E é possível que o simples engajamento social ajude a manter afastado esse modo-padrão de funcionamento. Algo aparentemente tão simples quanto conversar com um amigo pode fazer o cérebro sair de suas tendências para o devaneio e, em vez disso, ativar as poderosas regiões frontais que aprimoram a concentração. Park e vários outros acreditam agora que precisamos – e podemos – descobrir meios de instigar o cérebro a *sair* desse modo-padrão, ensinando-o a "convocar a tropa – os lobos frontais – quando precisar dela".

Mas também temos de recordar que a ciência, por mais que tente, não pode estudar tudo. Não há dúvida de que já fazemos um bom número de coisas boas por nosso cérebro; só não as apreciamos suficientemente – ou não lhes damos o devido valor.

Como já mencionei, após uma conferência sobre a ciência do cérebro em Washington, jantei e depois dividi um táxi com as cientistas Denise Park e Laura Carstensen. No trajeto, Carstensen contou uma história divertida de quando dera ao neto de dois anos um presente que havia comprado numa loja de mágicas e brinquedos: um pato que punha um ovo. Ela disse ter mostrado ao netinho como funcionava o brinquedo, apertando o pato para expulsar o ovo, mas o menino não havia entendido, era pequeno demais. Na verdade, ficara "horrorizado", segundo ela. Sua tentativa de divertir o neto tinha ido por água abaixo...

Foi uma história boba, mas... bem, todas havíamos tomado um pouco de vinho, e ela nos fez dar risadas. E, enquanto Carstensen continuava a contar a história e nós continuávamos a rir, o motorista do táxi, um homem entrado em anos, cujo cabelo grisalho escapava por baixo de um gorro de lã surrado, virou-se para trás e sorriu:

– Sabem, vocês têm o segredo da vida – disse. – Rir é o segredo. Vocês nunca ficarão velhas.

A sabedoria dos taxistas é um dos mais velhos clichês que existem, é claro. Mas se há uma coisa que sabemos na meia-idade, é que muitos clichês do mundo se revelam verdadeiros.

# Epílogo

## Um lugar novo para uma vida melhor e mais longa

Então, o que faremos com nossos incansáveis, nossos inestimáveis cérebros de meia-idade – agora apreciados de uma nova maneira?

Talvez esteja na hora de uma revolução da meia-idade.

Afinal, os números estão do nosso lado. Durante toda a história, as crianças superaram numericamente os adultos. Uma imensa pilha de jovens constituiu a base de uma pirâmide populacional que ia afinando até o topo, com um número progressivamente menor de pessoas mais velhas.

Porém isso já mudou. Mais de 500 milhões de pessoas no mundo estão com 65 anos ou mais. Em 2030, uma em cada oito pessoas na Terra estará na meia-idade, ou será mais velha. Pela primeira vez na história – e, possivelmente, pelo resto da história humana – as pessoas com mais de 65 anos superarão o número das que terão menos de cinco.

Como não é de admirar, há um bom número de pessoas preocupadas com isso tudo. E não se trata apenas de sustentar as verbas da previdência social. Já há quem acredite que qualquer planeta cheio de tantos seres humanos mais velhos será um planeta em perigo, transbordando de cérebros que já começaram a despencar ladeira abaixo.

Mas e se esse perigo puder ser evitado? Se continuarmos a abaixar a pressão sanguínea, a escapar dos acidentes vasculares cerebrais, a fazer aquela caminhada em passo acelerado, é possível que muitos de nós continuemos inteiros e funcionando bem. Com o surgimento das provas de que nosso cérebro de meia-idade já é consideravelmente melhor que o de idade similar há vinte anos, e como os níveis de educação e riqueza continuam a subir, há mais do que uma pequena probabilidade de que essa trajetória de boas notícias continue.

Contudo, antes que as nossas endorfinas saltem para um pico, em razão dessas boas notícias, também temos de fazer uma pausa para pensar.

É igualmente verdade que, mesmo que entendamos direito metade disso tudo, existem armadilhas ocultas.

Imagine um planeta em que a maioria de nós esteja na casa dos sessenta, setenta ou oitenta anos – ou até mais. Temos o coração vigoroso, ossos resistentes e um cérebro em plena floração.

Que estaremos fazendo, exatamente?

Talvez haja alguns que, mesmo nesse estado de vigor, contentem-se em ficar balançando numa rede. Mas a maioria de nós vai querer alguma coisinha para fazer. Como disse Laura Carstensen, da Universidade Stanford, sem rodeios e por certo corretamente, as pessoas querem trabalhar.

E aí as coisas não vão tão bem. Segundo um levantamento de 2007, feito pela empresa consultora McKinsey & Company, quase metade dos nascidos na primeira geração do pós-guerra disse que esperava trabalhar depois dos 65 anos, mas apenas 13% dos aposentados atuais efetivamente trabalharam até essa idade no grupo estudado. Ao contrário, 40% deles foram forçados a suspender o trabalho antes do que esperavam. E sua média etária, ao pararem de receber os contracheques, foi de 59 anos.

A discriminação etária continua firme e forte. Recentemente, a pesquisadora Joanna Lahey despachou 4 mil currículos para firmas de Boston e St. Petersburg, na Flórida, e descobriu que os candidatos mais jovens têm uma probabilidade 40% maior de ser chamados para uma entrevista do que os de cinquenta anos ou mais.

Prolongamos nossa vida em dezenas de anos e, finalmente, estamos encontrando novas e tentadoras maneiras de ampliar também a vida do nosso cérebro. Mas não gastamos nem um segundo para pensar no que faremos com todos esses anos e cérebros melhores.

Precisamos de um novo plano. Talvez possamos encontrar um modo de mudar um pouquinho de lugar os móveis da nossa vida, aqui e ali. Talvez esteja na hora de reconhecermos que o que funcionou bem para uma sociedade agrária imensamente mais simples, no século XIX, talvez não seja a melhor solução para as realidades demograficamente mutáveis do século XXI.

Poderíamos criar um mundo que fizesse sentido para as expectativas de vida atuais, com horários mais flexíveis para a criação de filhos e o trabalho, no começo e no meio da vida, e com menos tempo de folga adiante.

– É muito frustrante para mim, porque acrescentamos trinta anos à vida e pusemos tudo no final – disse-me Laura Carstensen, quando almocei com ela em Stanford. – Sempre que você pergunta aos norte-americanos qual é o maior problema deles, a resposta é tempo. Gostamos de trabalhar, mas também gostamos de nossas famílias. E construímos um curso de vida em que temos de fazer tudo ao mesmo tempo. Não há razão para que tenha de ser assim. Precisamos criar licenças sabáticas em todas as ocupações, a fim de podermos aprender algo novo. E precisamos pensar em maneiras de reduzir a semana de trabalho para três ou quatro dias, quando temos família. Nessa etapa da vida, todos precisamos de empregos mais flexíveis. E não precisamos tornar-nos irrelevantes aos 65 anos.

Tudo isso me parece bom. Será que é apenas um otimismo ilusório, calcado no desejo?

Não necessariamente. Como vivemos mais e temos menos filhos, vemo-nos diante de uma grave escassez de mão de obra – aliás, isso já acontece em alguns lugares –, a despeito dos caprichos dos ciclos econômicos. Se essas tendências continuarem, o mundo mudará, porque terá de mudar, impelido pela economia básica.

Em alguns locais, essa ideia já começou a ser absorvida. Admito que é um movimento minúsculo, mas ele existe. Alguns países apreensivos têm instituído maneiras de manter os trabalhadores mais velhos na força de trabalho, para ajudar os mais jovens a aprender suas habilidades. A Finlândia, que, como muitos outros países europeus, tem agora uma baixa taxa de natalidade e uma população que envelhece rapidamente, aumentou a idade da aposentadoria. Algumas empresas de lá têm agora programas para funcionários seniores, nos quais os empregados com mais de sessenta anos treinam os mais jovens.

Animadas pelos estudos que mostram que os empregados mais velhos, ao contrário dos estereótipos, frequentemente custam menos do que os mais jovens, porque faltam menos por problemas de saúde e são mais baratos de treinar, algumas empresas dos Estados Unidos também estão acordando. Algum tempo atrás, a Home Depot e a Borders começaram a contratar propositadamente trabalhadores aposentados, oferecendo-lhes benefícios como horários flexíveis e de meio expediente e, em alguns casos, a possibilidade de dividir os locais de trabalho, trabalhando em regiões frias no verão e em regiões quentes no inverno.

Outras companhias disseram que talvez recorram à filmagem dos trabalhadores mais velhos na execução de suas tarefas, para que os conhecimentos sobre como as coisas realmente funcionam não saiam simplesmente porta afora. Recentemente, uma empresa de energia que opera usinas nucleares pediu aos gerentes que identificassem o "grau de crucialidade dos conhecimentos" dos empregados mais velhos, para que eles possam transferir ao menos uma pequena parcela desses conhecimentos cruciais a cérebros mais jovens, antes que seja tarde demais.

Vivemos num mundo estranhamente esquizofrênico, em matéria de idade. Dizemos às pessoas que saiam da frente aos 62 anos – estão velhas demais para lecionar, velhas demais para serem médicas, velhas demais para serem advogadas –, mas tivemos um candidato à Presidência dos Estados Unidos, supostamente o emprego mais árduo que há por aí, aos 72 anos de idade. Em particular, mandamos mensagens claras às mulheres, para lhes dizer que aos cinquenta e tantos anos elas já passaram do seu apogeu, de mil maneiras, mas tivemos uma avó de 68 anos presidindo a Câmara dos Deputados norte-americana.

Exatamente o que é velho demais, afinal? Em termos do corpo e dos neurônios, quando é que começamos a despencar ladeira abaixo?

Faz pouco tempo, John B. Shoven, um economista da Universidade Stanford, propôs um modo inteiramente novo de calcular quando chegamos ao cume que precede a descida da ladeira. Dado que todos estamos em melhor forma física e vivendo mais, ele argumenta que nossa idade verdadeira deveria ser determinada não pelos anos decorridos desde o nascimento, mas pelos que ainda restam por viver. Assim, ele reconfigurou o arco tradicional da nossa vida, criando um longo período de juventude, seguido por períodos mais curtos de meia-idade e velhice. Isso significa que, se você tiver menos de 1% de risco de morrer dentro do próximo ano, pode se considerar jovem, e só ficará velho quando tiver uma probabilidade de 4% de morrer em menos de um ano.

A meia-idade, segundo esse maravilhoso sistema, seria definida por um risco de mortalidade entre 1 e 4, uma faixa que, segundo a análise do recenseamento norte-americano de 2000 feita por Shoven, começa, atualmente, por volta dos 58 anos entre os homens e dos 63 entre as mulheres. E, nessa interpretação, os homens só ficam oficialmente velhos aos 73 anos, e as mulheres só cruzam esse limiar aos 78.

Se você levar a sério essa mensagem – e por que não? –, verá que ela significa que a avalanche vindoura de cérebros em processo de envelhecimento não será uma desgraça. Simplesmente nos transformaremos num planeta de cérebros adultos de competência espantosa!

Portanto, enquanto temos tempo e dispomos desses cérebros adultos que ainda funcionam, quem sabe queiramos nos preparar um pouquinho, talvez deflagrando uma pequenina insurreição.

A melhor forma de começar, a meu ver, é finalmente dar a esse cérebro de meia-idade o respeito que ele merece. Talvez seja hora de adotarmos aquela visão mais ampla da maturidade – apreciar e utilizar de maneira mais plena o que ainda temos dentro da cabeça.

Todos falamos nos benefícios da experiência, mas esquecemos que essa experiência toda não se acumula nos nossos joelhos, e sim no cérebro. Os joelhos passam – podemos até substituí-los –, mas o cérebro fica. E esse cérebro – silencioso, oculto – tem andado ocupadíssimo, construindo as ricas conexões que nos permitem saber o que precisamos saber sobre nosso mundo.

Na meia-idade, o cérebro tem trilhões de ligações e trilhas cuidadosamente construídas, que nos tornam mais inteligentes, mais calmos, mais sensatos e mais felizes. São essas as ligações que nos permitem reconhecer num instante os padrões subjacentes que nos cercam e formular juízos equilibrados – escolha boa ou ruim, amigo ou inimigo? Na meia-idade, nosso cérebro navega por situações complexas e lida com seres humanos complexos quase que no piloto automático. Ele simplesmente sabe que o pacote mais recente, que combina videoconferências no telefone celular com a agenda pessoal, não é um pacote que preste; sabe que não temos de entrar em pânico porque o novo namorado esquisitão da nossa filha vai acabar não durando muito; sabe que realmente é melhor ficar de boca fechada, quando de fato não temos nada de útil para dizer; e sabe quando devemos nos manifestar para fazer diferença.

Uma mulher de 62 anos, escritora, resumiu tudo isso recentemente. Disse-me que já não consegue se lembrar tão bem dos detalhes quanto conseguia há poucos anos:

– Agora estou lendo um livro de seiscentas páginas sobre relações raciais, que é realmente bom, e até poucos anos atrás eu seria capaz de guardá-lo inteiro na cabeça, facilmente, com todas as datas, à medida que fosse lendo. E isso já não acontece; minha cabeça parece uma peneira em matéria de fatos.

Em seguida, ela acrescentou:

– Mas também é verdade que quase nunca deparo com um problema na vida, seja doméstico, seja profissional, em que eu não saiba o que fazer ou o que dizer. Tenho a sensação de ser capaz de lidar com quase qualquer crise. E, se é esse o cérebro de meia-idade, um abrir mão dos fatos em troca das soluções, bem, para mim é um bom negócio.

Quando eu estava terminando as pesquisas para este livro, ocorreu na vida real um exemplo do funcionamento desse cérebro, orientado para as soluções, que não poderia ter sido mais dramático. Foi quando o piloto Chesley B. Sullenberger III, de 57 anos, jogou seu jato da US Airways no rio Hudson, depois que um bando de gansos entrou nos motores do avião e os fez parar, logo após a decolagem do aeroporto LaGuardia, em Nova York. Esse piloto de cabeça branca, convocando todos os padrões estabelecidos e todas as conexões construídas em seu cérebro ao longo dos anos (inclusive, por sorte, sua experiência de trabalho como piloto de planadores), resolveu evitar as áreas densamente povoadas e descer seu avião no rio congelado, num pouso tão bem controlado, que o jato permaneceu intacto e todos os 150 passageiros sobreviveram.

Nesse caso, não só o piloto, mas toda a tripulação do avião era de meia-idade, ou "sênior", como eles eram chamados, do mesmo modo que os capitães do rebocador e da balsa que decidiram inverter o rumo de suas embarcações e correr para o resgate. Piloto de meia-idade, tripulação de meia-idade, capitães de meia-idade nos barcos – todos fizeram automaticamente o que era certo. Foi o tipo de lembrete vívido, que volta e meia desperta uma apreciação generalizada, se bem que temporária, do calmo e competente cérebro mais velho.

"O piloto", disse uma reportagem, "lidou com o pouso de emergência com grande desenvoltura e evitou maiores danos, evacuando o avião serenamente, no meio do rio." Uma das razões de todos haverem sobrevivido, concluiu um investigador de segurança aérea, foi que toda a tripulação era mais velha, uma "demonstração cabal de experiência".

Alguns veem sinais de que aos poucos estamos chegando a uma nova valorização dessa experiência, de um modo ou de outro. A escritora Gail Collins observou que o vencedor da edição de 2009 do prestigioso desfile canino do Westminster Kennel Club foi um *Sussex spaniel* de dez anos, chamado Stump – o cão mais velho a conquistar esse título nos 133 anos de história do desfile –; também observou que o ator do momento, no mesmo ano, foi Mickey Rourke, então com 56 anos; e que Mick Jagger continuava fazendo turnês: tudo isso, na conclusão de Collins, sinais de que "velhice está na moda".

"Será que é uma conspiração da primeira geração do pós-guerra?", indagou ela, apenas parcialmente em tom de brincadeira. "Minha teoria pessoal é que estamos assistindo a um mecanismo de defesa desencadeado pelos atuais dissabores econômicos. Como parece que ninguém jamais poderá se dar ao luxo de se aposentar, estamos entrando numa era em que ter o carro consertado ou as amígdalas extraídas por profissionais de 75 anos precisará parecer normal. ... Por isso, é melhor readaptarmos o pensamento e começarmos a ver todas as pessoas como se elas fossem vinte anos mais moças do que o calendário sugere. ... Assim você se sentirá muito melhor quando o carteiro de oitenta anos entregar sua correspondência, e quando esta incluir um pedido de dinheiro do seu filho ou filha que está fazendo pós-pós-pós-doutorado no estado de Ohio."

Bem, talvez ainda não tenhamos chegado propriamente a isso, mas talvez esteja na hora de respirarmos fundo e pormos nossos cérebros adultos para funcionar.

Há coisas por fazer.

Isso não significa, é claro, que não continuará a haver… certos momentos. Também precisamos estar preparados para fazer alguns ajustes. Haverá dias em que bateremos de frente com nosso cérebro de meia-idade. Não quero pintar um quadro exageradamente cor-de-rosa.

Isso me leva a minha história favorita sobre o cérebro da etapa intermediária da vida. Não faz muito tempo, uma velha amiga minha, dona de um cérebro esmerado e sumamente competente de meia-idade, parou no caminho de casa para comprar rosas.

– Estavam lindas – comentou, ao me contar a história. – Cheguei em casa e as coloquei num vaso na sala.

Horas depois, atarefada no quarto de seu pequeno apartamento em Manhattan, ela pensou: que cheiro é esse?

Achou que alguém havia borrifado perfume em algum lugar ali perto.

Então, ao entrar na sala, de repente sentiu-se completa e irremediavelmente ridícula. Ali estava, em cima da mesa, o vaso de rosas – lindas rosas de cabo longo.

– Eu nem me lembrava de tê-las comprado – comentou.

Não gostou da história? Bem, espere um pouco. Deixe aquela sábia amígdala fazer seu trabalho e adotar a visão mais expansiva, positiva e otimista.

Afinal, graças a seu cérebro de meia-idade, minha amiga pôde desfrutar o primeiro aroma daquelas maravilhosas rosas não apenas uma vez, mas duas.

# *Agradecimentos*

Meu cérebro de meia-idade recebeu muita ajuda neste livro, principalmente de outros cérebros de meia-idade.

Sou especialmente grata aos muitos cientistas sobre os quais escrevi aqui. Laura Carstensen, da Universidade Stanford, em particular, compartilhou generosamente não apenas os seus conhecimentos científicos, mas também seu entusiasmo e sua orientação. Outros ajudaram mais do que eu poderia ter sonhado, entre eles Denise Park, Mara Mather, Sherry Willis, Adam Gazzaley, Susan Turk Charles, Elizabeth Zelinski, Neil Charness, John Gabrieli, Deborah Burke, Nick Fox, Mark Moss, Scott Small, Yaakov Stern, Bruce Yankner, Thomas Hess, George Bartzokis, Naftali Raz, Nicole Anderson, Cheryl Grady, Paula Bickford, Joe Mikels, Daniel Mroczek, Valerie Reyna, Christopher Soto, Karen Fingerman, Carol Ryff, Victoria Bedford, Michael Merzenich, Arthur Kramer e Fred Gage.

A equipe do Instituto Nacional do Envelhecimento, assim como seu diretor, Richard Hodes, nunca deixou de me orientar para a direção certa.

Sou também imensamente grata por toda a ajuda que recebi de amigos que são cientistas, eles próprios – e cientistas de meia-idade, ainda por cima –, incluindo Abigail Zuger, Karen Pennar, Barbara e Tim Pedley, Nella Shapiro e Meg Cameron. Recebi ajuda, apoio e um fluxo interminável de exemplos da vida real de um grande grupo de inteligentíssimos amigos, também de meia-idade, em particular Connie Rosenblum, Michael Powell, Evelyn Intondi, Kristen Kelch, Frank Spain, Catherine Woodard, Jack Schwartz, Gail Fell, Phillis Leftin, Bill Walsh, Caroline Grist e Charles Tremayne. Também tenho a sorte de trabalhar no Departamento de Ciências do *New York Times*, cujos padrões são tão elevados, há tanto tempo, que não podem deixar de se transmitir de algum modo. Em especial e como de praxe, recebi inúmeros bons conselhos de Gina Kolata, Erica Goode e Denise Grady.

No tocante às pesquisas, fui auxiliada por Stephen Sinon, assim como por Chris Goelitz, que não é apenas uma mulher sábia, mas fez também muitas das investigações iniciais sobre o tema da sabedoria.

A direção e a orientação de meu editor, Wendy Wolf, tiveram um valor inestimável, como também foi valiosíssimo o respaldo que recebi, em toda sorte de áreas, de minha agente, Katinka Matson, cuja assistente, Karla Taylor, também colaborou.

E, além disso, há a minha família. Ao Richard, obrigada por tudo. E obrigada também a minhas filhas, Hayley e Meryl, que, apesar de ainda não estarem na meia-idade, já têm lá a sua sabedoria própria.

# *Referências bibliográficas*

Este livro baseou-se primordialmente em longas entrevistas com dezenas de neurocientistas, psicólogos e pesquisadores da área cognitiva, pessoalmente, por telefone, por e-mail ou em conferências sobre o envelhecimento cerebral. Quando apropriado, também citei os principais estudos científicos cujos resultados compõem a espinha dorsal do livro. Recorri ainda a inúmeros livros excelentes sobre o envelhecimento e o cérebro, assim como a entrevistas com praticamente todas as pessoas com um cérebro de meia-idade que concordaram em conversar comigo. As informações a seguir indicam as fontes bibliográficas por capítulo.

## **Introdução** (p.7-19)

Ephron, Nora. "Who are you?", *The New York Times*, 12 ago 2007.
Safire, William. "The way we live now: On language; halfway humanity", *The New York Times Magazine*, 6 mai 2007, p.32.
Patchett, Ann. "Mind over matter", *Real Simple*, set 2007, p.83.

## **2. O melhor cérebro da nossa vida** (p.32-47)

Grande parte do início desse capítulo veio de entrevistas com Sherry L. Willis, professora de desenvolvimento humano do Centro de Gerontologia da Universidade Estadual da Pensilvânia, e do trabalho realizado por ela. Willis e seu marido, K. Warner Schaie, dirigem há muitos anos o Estudo Longitudinal de Seattle, cujos resultados contínuos são relatados em dezenas de estudos, livros e artigos científicos.

Seguem-se abaixo os livros que considerei particularmente úteis:

Willis, Sherry e Mike Martin (orgs.). *Middle Adulthood*. Thousand Oaks, Sage Publications, 2005.
________ e James D. Reid (orgs.). *Life in the Middle*. San Diego, Academic Press, 1999.
________ e Susan Whitbourne (orgs.). *The Baby Boomers Grow Up*. Mahwah, Lawrence Erlbaum Associates, 2006.

O teste de aptidões cognitivas veio de uma amostra da Série Verbal do Teste de Aptidões Mentais do Adulto (adaptado, por permissão especial da Consulting Psychological Press, Inc., Palo Alto, Califórnia, do Teste Schaie-Thurstone de Aptidões Mentais Primárias, 1985, construído por Judith Gonda, 1978).

Eis outros grandes estudos e segmentos de livros em que se basearam algumas partes desse capítulo:

Schaie, K.W., S.L. Willis e I.L. Caskie. "The Seattle Longitudinal Study, relationship between personality and cognition", *Aging, Neuropsychology, and Cognition*, vol.11, 2004, p.304.

Birren, J.E. e K.W. Schaie (orgs.). "Intellectual development in adulthood", in *Handbook of the Psychology of Aging*. San Diego, Academic Press, 3ª ed., 1996, p.291-319.

Willis, S.L., K.W. Schaie e A. O'Hanlon. "Perceived intellectual performance change over seven years", *Journal of Gerontology: Psychological Sciences*, vol.49, 1994, p.108-18.

_______et al. (do grupo de estudos ACTIVE). "Long-term effects of cognitive training on everyday functional outcomes in older adults", *Journal of the American Medical Association*, vol.296, n.23, 2006, p.2805-14.

Zelinski, Elizabeth e Robert F. Kennison. "Not Your Parents' Test Scores: Cohort reduces psychometric aging effects", *Psychology and Aging*, vol.22, n.3, 2007, p.546-57.

Krampe, Ralf e Neil Charness. "Aging and expertise", in *The Cambridge Handbook of Expertise and Expert Performance*. Nova York, Cambridge University Press, 2006, p.723-42.

Charness, N. et al. "The role of deliberate practice in chess expertise", *Applied Cognitive Psychology*, vol.19, 2005, p.151-65.

Salthouse, T.A. "The processing speed theory of adult age difference in cognition", *Psychology Review*, vol.103, 1996, p.403-28.

Taylor, Joy L., Art Noda e Jerome A. Yesavage. "Pilot age and expertise predict flight simulator performance", *Neurology*, vol.68, fev 2007, p.648-54.

University of Michigan, Press Release, <http://www.med.umich.edu/opm/newspage/2008/hmcognitive.html>.

## 3. Um lugar mais animado (p.48-60)

O início desse capítulo baseia-se principalmente em entrevistas com Laura Carstensen, Mara Mather, Susan Turk Charles, Joe Mikels e John Gabrieli, bem como no trabalho desses cientistas.

Entre os principais estudos a que me referi encontram-se:

Mather, Mara et al. "Amygdala responses to emotionally valenced stimuli in older and younger adults", *Psychological Science*, vol.15, 2004, p.259-63.

Charles, Susan Turk, Mara Mather e Laura L. Carstensen. "Aging and emotional memory: The forgettable nature of negative images for older adults", *Journal of Experimental Psychology: General*, vol.132, 2003, p.310-24.

_______. "Focusing on the positive: Age difference in memory for positive and negative and neutral stimuli", *Journal of Experimental Psychology*, vol.85, 2003, p.163-78.

_______, Chandra A. Reynolds e Margaret Gatz. "Age-related differences and change in positive and negative affect over 23 years", *Journal of Personality and Social Psychology*, vol.80, n.1, 2001, p.136-51.

Carstensen, Laura e Joseph A. Mikels. "At the intersection of emotions and cognition: Aging and the positivity effect", *Current Directions in Psychological Science*, vol.14, n.3, 2005, p.117-20.

_______. e B.L. Fredrickson. "Influence of HIV status and age on cognition representations of others", *Health Psychology*, vol.17, 1998, p.494-503.

_______, H.H. Fung e S.T. Charles. "Socioemotional selectivity theory and regulation of emotion in the second half of life", *Motivation and Emotion*, vol.27, 2003, p.103-23.

_______, D.M. Isaacowitz e S.T. Charles. "Taking time seriously: A theory of socioemotional selectivity", *American Psychologist*, vol.54, 1999, p.165-81.

Mather, Mara e Marisa Knight. "Angry faces get noticed quickly. Aging does not impair threat detection", *Journal of Gerontology: Psychological Sciences*, vol.61, 2006, p.54-7.

_______ e L. Carstensen. "Aging and attentional biases for emotional faces", *Psychological Sciences*, vol.14, 2003, p.409-15.

_______e Marisa Knight. "Goal-directed memory: The role of cognition control in older adults' emotional memory", *Psychology and Aging*, vol.20, n.4, 2005, p.554-70.

Mikels, Joseph A. et al. "Divergent trajectories in the aging mind: Changes in working memory for affective versus visual information", *Psychology and Aging*, vol.20, n.4, 2005, p.542-53.

## 4. Experiência. Discernimento. Sabedoria. (p.61-73)

Além das entrevistas, fiz referência aos seguintes estudos, artigos e livros, ou os utilizei como pano de fundo:

Hess, Thomas M., Nicole L. Osowski e Christine M. Leclerc. "Age and experience influences on the complexity of social inferences", *Psychology and Aging*, vol.20, n.3, 2005, p.447-59.

_______. "Adaptive aspects of social cognitive functioning in adulthood: Age-related goal and knowledge influences", *Social Cognition*, vol.24, n.3, 2006, p.279-309.

Charles, Susan Turk. "Viewing injustice: Greater emotion heterogeneity with Age", *Psychology and Aging*, vol.20, n.1, 2005, p.159-64.

Goldberg, Elkhonon. *The Wisdom Paradox*. Nova York, Penguin, 2005 [Ed. bras.: *O paradoxo da sabedoria*. Tradução de Ana Paula Corradini. São Paulo, Melhoramentos, 2006].

Bartzokis, George et al. "Age-related changes in frontal and temporal lobe volumes in men", *Archive of General Psychiatry*, vol.58, 2001, p.461-5.

Benes, F.M. et al. "Myelination of key relay zone in the hippocampal formation occurs in the human brain during childhood, adolescence, and adulthood", *Archive of General Psychiatry*, vol.51, 1994, p.477-84.

Sowell, E. et al. "Localizing age-related changes in brain structure between childhood and adolescence using statistical parametric mapping", *Neuroimage*, vol.9, 1999, p.587-97.

Giedd, J. et al. "Brain development during childhood and adolescence in a longitudinal MRI study", *Nature Neuroscience*, vol.2, 1999, p.861-3.

Hall, Stephen S. "The older-and-wiser hypothesis", *The New York Times Magazine*, 6 mai 2007, p.58.

Ardelt, M. e G.E. Vaillant. "Wisdom as a cognitive, reflective and affective three-dimensional personality characteristic", trabalho apresentado no Encontro Anual da Sociedade de Gerontologia da América, São Francisco, nov 2007.

Raz, N. et al. "Selective aging of the human cerebral cortex observed in vivo: Differential vulnerability of the prefrontal gray matter", *Cerebral Cortex*, vol.7, 1997, p.268-82.

Reistad-Long, Sara. "Older brain really may be a wiser brain", *The New York Times*, 20 mai 2008, seção F, p.5.

Betts, Lisa R. et al. "Aging reduces centre-surround antagonism in visual motion processing", *Neuron*, vol.45, 2005, p.361-6.

Reyna, V.F. e B. Kiernan. "The development of gist versus verbatim memory in sentence recognition", *Developmental Psychology*, vol.30, 1994, p.178-91.

Koutstaal, W. e D.L. Schacter. "Gist based false recognition of pictures in older and younger adults", *Journal of Memory and Language*, vol.37, 1997, p.555-83.

Reyna, V.F. e C.J. Brainerd. "What theories of memory tell us about the brain", discurso da sessão plenária na 112ª Convenção Anual da Sociedade Norte-Americana de Psicologia, Honolulu, 2004.

Parte do material desse capítulo também veio de uma conferência de três dias, intitulada "Cúpula do Envelhecimento Cognitivo", realizada em Washington entre 10 e 12 de outubro de 2007. Organizada pelo Instituto Nacional do Envelhecimento, ela reuniu pela primeira vez psicólogos, neurocientistas, nutricionistas, geneticistas e pesquisadores de animais.

## 5. A metade em movimento (p.74-86)

Além das entrevistas, baseei-me nos seguintes textos:

Wahl, Hans-Werner e Andreas Kruse. "Historical perspectives of middle age within the life span", in Sherry Willis e Mike Martin (orgs.). *Middle Adulthood*, Thousand Oaks, Sage Publications, 2005.

Moen, Phyllis e Elaine Wethington. "Midlife development in a life course context", in Sherry Willis e James D. Reid (orgs.). *Life in the Middle*. San Diego, Academic Press, 1999.

"The MIDUS national survey: An overview", in O.G. Brim, C.D. Ryff e R.C. Kessler. *How Healthy Are We?: A National Study of Well-Being at Midlife*. Chicago, University of Chicago Press, 2004.

Helson, Ravenna e Christopher J. Soto. "Up and down in middle age: Monotonic and nonmonotonic changes in roles, status, and personality", *Journal of Personality and Social Psychology*, vol.89, n.2, 2005, p.194-204.

Helson, R., C. Jones e V.S.Y. Kwan. "Personality change over 40 years of adulthood", *Journal of Personality and Social Psychology*, vol.83, 2002, p.752-66.

Wink, Paul e Ravenna Helson. "Practical and transcendent wisdom: Their nature and some longitudinal findings", *Journal of Adult Development*, vol.4, n.1, 1997.

Mroczek, Daniel K e Avron Spiro III. "Change in life satisfaction during adulthood: Findings from the veterans affairs normative aging study", *Journal of Personality and Social Psychology*, vol.88, n.1, 2005, p.189-202.

Levinson, Daniel J. et al. *The Seasons of a Man's Life*. Nova York, Ballantine Books, 1978.

Fingerman, Karen L. et al. "Ambivalent relations in the parent and offspring relationship", *Journal of Gerontology*, vol.61B, n.3, 2006, p.152-60.

Fingerman, Karen L. "'We had a nice little chat': Age and generational differences in mothers' and daughters' descriptions of enjoyable visits", *Journal of Gerontology: Psychological Sciences*, vol.55B, 2000, p.5-106.

Mroczek, Daniel K. e Christian M. Kolarz. "The effect of age on positive and negative affect: A developmental perspective on happiness", *Journal of Personality and Social Psychology*, vol.75, n.5, 1998, p.1333-49.

Deykin, Eva Y. et al. "The empty nest: Psychological aspects of conflict between depressed women and their grown children", *American Journal of Psychiatry*, 1966, p.1422-6.

"The 'new' Pat Nixon", *Ladies' Home Journal*, fev 1962, p.124-5.

Bedford, V.H. "Sibling relationships in middle adulthood and old Age", in R. Blieszner e V.H. Bedford (orgs.). *Handbook on Aging and the Family*. Westport, Greenwood, 1995, p.201-22.

________. "Sibling relationship troubles and well-being in middle and old age", *Family Relations*, vol.47, 1998, p.369-76.

________. "Ambivalence in adult sibling relationships", *Journal of Family Issues*, vol.10, n.2, 1989, p.221-4.

Goode, Erica. "New study finds middle age is prime of life", *The New York Times*, 16 fev 1999, seção F, p.6.

Clay, Rebecca A. "Researchers replace midlife myths with facts", APA 324, abr 2003.

Gallagher, Winifred. "Midlife myths", *Atlantic Monthly*, mai 1993, p.51-68.

Rasky, Susan F. "Corporate psychologist: Elliott Jaques, his ideas on work take hold", *The New York Times*, 17 fev 1985, seção 3, p.8.

Lavietes, Stuart. "Elliott Jaques, 86, scientist who coined 'midlife crisis'", *The New York Times*, 17 mar 2003, seção B, obituário, p.7.

Updike, John. *Rabbit Redux*. Nova York, Ballantine Books, 1971 [Ed. bras.: *Coelho em crise*. Tradução de Paulo Henriques Britto. São Paulo, Companhia das Letras, 1992].

Sheehy, Gail. *Passages*. Nova York, Bantam Books, 1974 [Ed. bras.: *Passagens – Crises previsíveis da vida adulta*. Tradução de Donaldson M. Garschagen. Rio de Janeiro, Francisco Alves, 10ª ed., 1985].

Chew, Peter. *The Inner World of the Middle-Aged Man*. Nova York, Macmillan Publishing Co., 1976.

## 6. O que muda com o tempo (p.89-111)

Esse capítulo baseou-se em longas entrevistas com dezenas de cientistas que investigam o cérebro em processo de envelhecimento, assim como nos resultados de diversos estudos inovadores. Eis os principais estudos e artigos que usei:

Burke, Deborah M. et al. "On the tip of the tongue: What causes word finding failures in young and older adults", *Journal of Memory and Language*, vol.30, 1991, p.542-79.

James, Lori E. e Deborah M. Burke. "Phonological priming effects on word retrieval and tip-of-the-tongue experience in young and older adults", *Journal of Experimental Psychology, Learning, Memory and Cognition*, vol.26, 2001, p.1378-91.

Burke, Deborah M. et al. "Cherry pit primes Brad Pitt, homophone priming effects on young and older adults' production of proper names", *Psychological Science*, vol.15, n.3, 2004, p.164-70.

_______ e Meredith A. Shafto. "Language and aging", in F.I.M. Craik e T. Salthouse (orgs.). *The Handbook of Aging and Cognition*. Londres, Taylor and Francis, no prelo.

Warner, Judith. "A hole in the head", *The New York Times*, 25 nov 2007, <http://warner.blogs.nytimes.com/2007/11/22/a-hole-in-the-head>.

Gazzaley, Adam et al. "Top-down suppression deficit underlies working memory impairment in normal aging", *Nature Neuroscience*, vol.8, n.10, 2005, p.1298-1300.

_______ e Mark D. Esposito. "Top-down modulation and normal aging", *Annals of New York Academy of Sciences*, vol.1097, 2007, p.67-83.

Grady, Cheryl L. et al. "Age-related changes in brain activity across the adult lifespan", *Journal of Cognitive Neuroscience*, vol.18, 2006, p.227-41.

Moore, Tara L. et al. "Executive system dysfunction occurs as early as middle-age in the rhesus monkey", *Neurobiology of Aging*, vol.27, 2006, p.1484-93.

_______ et al. "Impairment in abstraction and set-shifting in aged rhesus monkey", *Neurobiology of Aging*, vol.24, n.1, jan/fev 2003, p.125-34.

Sowell, Elizabeth R. et al. "Mapping cortical change across the human life span", *Nature Neuroscience*, vol.6, n.3, março de 2003, p.309-15.

Begley, Sharon. "The upside of aging", *Wall Street Journal*, 16 fev 2007.

Hedden, Trey e John D.E. Gabrieli. "Insights into the aging mind: A view from cognitive neuroscience", *Nature Reviews Neuroscience*, vol.5, 2004, p.87-96.

Raz, Naftali e Karen M. Rodrigue. "Differential aging of the brain: Patterns, cognitive correlates and modifiers", *Neuroscience and Biobehavioral Reviews*, vol.30, 2006, p.730-48.

_______ et al. "Regional brain changes in aging, healthy adults: General trends, individual differences and modifiers", *Cerebral Cortex*, vol.15, 2005, p.1676-89.

Craik, F.I.M. e T.A. Salthouse (orgs.). "Aging of the brain and its impact on cognitive performance: Integration of structural and functional findings", in *Handbook of Aging and Cognition* II. Mahwah, Nova Jersey, Erlbaum, 2000, p.1-90.

Kim, Sunghan, Lynn Hasher e Rose T. Zacks. "Aging and a benefit of distractibility", *Psychological Bulletin Review*, vol.2, 14 abr 2007, p.301-5.

Healey, M. Karl, Karen L. Campbell e Lynn Hasher. "Cognitive aging and increased distractibility: Costs and potential benefits", *Progress in Brain Research*, vol.169, 2008, p.353-63.

Parte do material desse capítulo também veio da "Cúpula do Envelhecimento Cognitivo", em Washington, 10 a 12 de outubro de 2007.

## 7. Dois cérebros são melhores que um só (p.112-24)

Cabeza, Roberto et al. "Age-related differences in neural activity during memory encoding and retrieval: A positron emission tomography study", *Journal of Neuroscience*, vol.17, n.10, 1º jan 1997, p.391-400.

_______ et al. "Aging gracefully: Compensatory brain activity in high-performing older adults", *NeuroImage*, vol.17, 2002, p.1394-402.

_______. "Hemispheric asymmetry reduction in older adults: The HAROLD model", *Psychology and Aging*, vol.17, n.1, 2002, p.85-100.

_______ et al. "Task-independent and Task-specific age effects on brain activity during working memory, visual attention and episodic retrieval", *Cerebral Cortex*, vol.14, n.4, 2004, p.364-75.

Reuter-Lorenz, Patricia A. e Cindy Lustig. "Brain aging: Reorganizing discoveries about the aging mind", *Current Opinion in Neurobiology*, vol.15, 2005, p.245-51.

Cohen, Gene. "The myth of the midlife crisis", *Newsweek*, 16 jan 2006.

Park, Denise et al. "Aging reduces neural specialization in ventral visual cortex", *Proceedings of the National Academy of Sciences (PNAS)*, vol.101, n.35, 2004, p.13091-5.

_______ e Patricia Reuter-Lorenz. "The adaptive brain: Aging and neurocognitive scaffolding", *Annual Reviews Psychology*, vol.60, n.21.1, 2009, p.21-4.

Cohen, Gene D. *The Mature Mind*. Nova York, Basic Books, 2005.

Park, Denise et al. "Working memory for complex scenes: Age differences in frontal and hippocampal activations", *Journal of Cognitive Neuroscience*, vol.15, n.8, 2003, p.1122-34.

Reuter-Lorenz, P.A. e K. Cappell. "Neurocognitive aging and the compensation hypothesis", *Current Directions in Psychological Science*, vol.18, n.3, 2008, p.177-81.

_______ et al. "Age differences in the frontal lateralization of verbal and spatial working memory revealed by PET", *Journal of Cognitive Neuroscience*, vol.12, n.1, 2000, p.174-87.

Lu, Tao et al. "Gene regulation and DNA damage in the aging human brain", *Nature*, vol.429, 24 jun 2000, p.883-91.

Yankner, Bruce. "The aging brain: Gene expression in middle age may hold clues to cognitive decline", *On the Brain: The Harvard Mahoney Neuroscience Institute Letter*, vol.12, n.2, primavera de 2006, p.2-3.

Parte do material desse capítulo também veio da "Cúpula do Envelhecimento Cognitivo", realizada em Washington, entre 10 e 12 de outubro de 2007.

## 8. Capacidade mental extra (p.125-44)

Mortimer, J.A. "Brain reserve and the clinical expression of Alzheimer's disease", *Geriatrics*, vol.52, 1993, p.50-3.

Snowdon, David. *Aging with Grace*. Nova York, Bantam, 2001.

_______. "Healthy aging and dementia: Findings from the Nun Study", *Annals of Internal Medicine*, vol.139, n.5, 2 dez 2003, p.450-4.

_______, L.H. Greiner e W.R. Markesbery. "Linguistic ability in early life and the neuropathology of Alzheimer's disease and cerebrovascular disease", *Annals of the New York Academy of Sciences*, vol.903, 2000, p.34-8.

Melton, Lisa. "Use it, don't lose it", *New Scientist*, 17 dez 2005, p.32-5.

Katzman, Robert et al. "Clinical, pathological and neurochemical changes in dementia: A subgroup with preserved mental status and numerous neocortical plaques", *Annals of Neurology*, vol.23, 1988, p.138-4.

_______ et al. "Development of dementing illnesses in an 80-year-old volunteer cohort", *Annals of Neurology*, vol.25, 1989, p.317-24.

_______. "Education and the prevalence of dementia and Alzheimer's disease", *Neurology*, vol.43, 1993, p.13-20.

Hill, L.R. et al. "Functional status, education and the diagnosis of dementia in The Shanghai Survey", *Neurology*, vol.43, 1993, p.138-45.

Zhang, Mingyaun et al. "The prevalence of dementia and Alzheimer's disease in Shanghai, China: Impact of age, gender and education", *Annals of Neurology*, vol.27, n.4, 1990, p.428-37.

Kolata, Gina. "A surprising secret to a long life: Stay in school", *The New York Times*, 3 jan 2007.

Scarmeas, N. et al. "Education and rates of cognitive decline in incident Alzheimer's disease", *Journal of Neurology, Neurosurgery and Psychiatry*, vol.77, 2005, p.308-16.

Alexander, G.E. et al. "Association of premorbid function with cerebral metabolism in Alzheimer's disease: Implications for the reserve hypotheses", *American Journal of Psychiatry*, vol.154, 1997, p.165-72.

Stern, Yaakov et al. "Influence of education and occupation on the incidence of Alzheimer's disease", *Journal of the American Medical Association*, vol.271, n.13, 6 abr 1994, p.1004, 10.

_______ et al. "Inverse relationship between education and parietotemporal perfusion deficit in Alzheimer's disease", *Annals of Neurology*, vol.32, 1992, p.371-5.

_______ et al. "Relationship between lifetime occupation and parietal flow: Implications for a reserve against Alzheimer's disease pathology", *Neurology*, vol.45, 1995, p.55-60.

_______, Nikolaos Scarmeas e Christian Habeck. "Imaging cognitive reserve", *International Journal of Psychology*, vol.39, n.1, 2004, p.18-36.

_______ (org.). *Cognitive Reserve*, Nova York, Taylor and Francis, 2007.

Scarmeas, Nikolaos et al. "Cognitive reserve-mediated modulation of positron emission tomographic activations during memory tasks in Alzheimer disease", *Archives of Neurology*, vol.61, jan 2004, p.73-8.

_______ et al. "Association of life activities with cerebral blood flow in Alzheimer's disease", *Archives of Neurology*, vol.60, mar 2003, p.365-9.

_______ et al. "Incidence of leisure activity on the incidence of Alzheimer's disease", *Neurology*, dez 2001.

_______ e Yaakov Stern. "Cognitive reserve and lifestyle", *Journal of Clinical and Experimental Neuropsychology*, vol.25, n.5, 2003, p.625-33.

Wilson, Robert S. et al. "Participation in cognitively stimulating activities and the risk of incident Alzheimer's disease", *Journal of the American Medical Association*, vol.287, n.6, 13 fev 2002, p.742-8.

_______ et al. "Education and the course of cognitive decline in Alzheimer's disease", *Neurology*, vol.63, 2004, p.1198-202.

Bleeker, M.L. et al. "Impact of cognitive reserve on the relationship of lead exposure and neurobehavioral performance", *Neurology*, vol.69, 2007, p.470-6.

Kesler, Shelli R. et al. "Premorbid intellection functioning, education and brain size in traumatic brain injury: An investigation of the cognitive reserve hypothesis", *Applied Neuropsychology*, vol.10, n.3, 2003, p.153-62.

## 9. Movimente-se e conserve o juízo (p.147-65)

Pereira, Ana C. et al. "An in vivo correlate of exercise-induced neurogenesis in the adult dentate gyrus", *PNAS*, vol.104, n.13, 27 de março de 2007, p.5638-43.

Small, Scott A. et al. "Imaging correlates of brain function in monkeys and rats isolates a hippocampal subregion differentially vulnerable to aging", *PNAS*, vol.101, n.18, 4 mai 2004, p.7181-6.

_______ et al. "Imaging hippocampal function across the human life span: Is memory decline normal or not?", *Annals of Neurology*, vol.51, 2002, p.290-5.

Sloan, Richard P. et al. "Aerobic exercise attenuates inducible TNF production in humans", *Journal of Applied Physiology*, vol.103, 2007, p.1007-11.

Gage, Fred H. "Brain, repair yourself", *Scientific American*, set 2003, p.47-53.

Begley, Sharon. *Train Your Mind, Change Your Brain*. Nova York, Ballantine Books, 2007 [Ed. bras.: *Treine a mente, mude o cérebro*. Tradução de Bruno Casotti. Rio de Janeiro, Fontanar, 2008].

Reynolds, Gretchen. "Lobes of steel", *The New York Times*, Play magazine, 19 ago 2007.
Vastag, Brian. "Brain Gain", *Science News*, vol.171, 16 jun 2007, p.376-80.
Eriksson, Peter S. et al. "Neurogenesis in the adult human hippocampus", *Nature Medicine*, vol.4, 1998, p.1313-7.
van Praag, Henriette et al. "Running enhances neurogenesis, learning and long-term potentiation in mice", *PNAS*, vol.96, n.23, 9 nov 1999, p.13427-31.
_______ et al. "Running increases cell proliferation and neurogenesis in the adult mouse dentate gyrus", *Nature Neuroscience*, vol.2, n.3, mar 1999, p.266-70.
_______ et al. "Exercise enhances learning and hippocampal neurogenesis in aged mice", *Journal of Neuroscience*, vol.25, n.38, 21 set 2005, p.8680-5.
Gould, Elizabeth et al. "Learning enhances adult neurogenesis in the hippocampal formation", *Nature Neuroscience*, vol.2, 1999, p.260-5.
Carmichael Mary. "Stronger, faster, smarter", *Newsweek*, 26 mar 2007.
Colcombe, Stanley J. et al. "Aerobic exercise training increases brain volume in aging humans", *Journals of Gerontology Series A: Biological Sciences and Medical Sciences*, vol.61, 2006, p.1166-70.
_______ et al. "Aerobic fitness reduces brain tissue loss in aging humans", *Journals of Gerontology*, vol. 58, 2003, p.M176-80.
Kramer, A.F. et al. "Aging, fitness and neurocognitive function", *Nature*, vol.400, 1999, p.418-9.
Churchill, James D. et al. "Exercise, experience and the aging brain", *Neurobiology of Aging*, vol.23, 2002, p.941-55.
"OHSU researchers study physical and mental impacts of exercise on the brain", resultados apresentados em 6 de novembro de 2003 na reunião anual da Sociedade de Neurociência, em Nova Orleans.
Gage, Fred e Janet Wiles. "Newborn brain cells 'time-stamp' memories", *Neuron*, 29 jan 2009, p.187-202.

## 10. **Nutrientes das ideias** (p.166-92)

Pollack, Andrew. "Glaxo says wine may fight aging", *The New York Times*, 23 abr 2008, seção C, p.11.
Wade, Nicholas. "New hints seen that red wine may slow aging", *New York Times*, 4 jun 2008, seção A, p.1.
Mitchell, Stephen (trad.). *Bhagavad Gita*. Nova York, Three Rivers Press, 2000.
Fontana, Luigi e Samuel Klein Samuel. "Aging, adiposity and calorie restriction", *Journal of the American Medical Association*, vol.297, 2007, p.986-94.
Kolata, Gina. "Low-fat diet does not cut health risks", *The New York Times*, 8 fev 2006, seção A, p.1.
_______. "Maybe you're not what you eat", *The New York Times*, 14 fev 2006, seção F, p.1.
Taubes, Gary. "Do we really know what makes us healthy?, *The New York Times Magazine*, 16 set 2007, p.52.

Pollan, Michael. *In Defense of Food*. Nova York, Penguin, 2008 [Ed. bras.: *Em defesa da comida: um manifesto*. Tradução de Adalgisa Campos da Silva. Rio de Janeiro, Intrínseca, 2008].

Pollan, Michael. "Unhappy meals", *The New York Times Magazine*, 28 jan 2007, p.38.

Milgram, N.W. et al. "Learning ability in aged beagle dogs is preserved by behavioral enrichment and dietary fortification: A two-year longitudinal study", *Neurobiology of Aging*, vol.26, 2005, p.77-90.

Bakalar, Nicholas. "It can be done: Scientists teach old dogs new tricks", *The New York Times*, 25 jan 2005, seção F, p.1.

Morrison, John H. et al. "Estrogen, menopause, and the aging brain: How basic neuroscience can inform hormone therapy in women", *Journal of Neuroscience* 26, n.41, 11 out 2006, p.10332-48.

Porter, Peggy. "Westernizing women's risks? Breast cancer in lower-income countries", *New England Journal of Medicine*, Perspective 358, 17 jan 2008, p.3.

Bakalar, Nicholas. "Study critiques antioxidant supplements", *The New York Times*, 29 abr 2008, seção F.

Wade, Nicholas. "Pill to extend life? Don't dismiss the notion too quickly", *The New York Times*, 22 set 2000, seção A, p.20.

Cartford, M. Claire, Carmelina Gemma e Paula C. Bickford. "Eighteen-month-old fischer 344 rats fed a spinach-enriched diet show improved delay classical eyeblink conditioning and reduced expression of tumor necrosis factor in the cerebellum", *Journal of Neuroscience*, vol.14, 15 jul 2002, p.5813-6.

Gemma, Carmelina et al. "Diets enriched in food with high antioxidant activity reverse age-induced decreases in cerebellar adrenergic function and increases in proinflammatory cytokines", *Journal of Neuroscience*, vol.14, 15 jul 2002, p.6114-20.

Stromberg, I. et al. "Blueberry and spirulina-enriched diets enhance striatal dopamine recovery and induce a rapid, transient microglia activation after injury of the rat nigrostriatal dopamine system", *Experimental Neurology*, vol.196, 2005, p.298-307.

Joseph, J.A. et al. "Reversals of age-related declines in neuronal signal transduction cognitive and motor behavioral deficits with blueberry, spinach or strawberry dietary supplements", *Journal of Neuroscience*, vol.19, 1999, p.8144-21.

_______ et al. "Long-term dietary strawberry, spinach or vitamin E supplementation retards the onset of age-related neuronal signal-transduction and cognitive behavioral deficits", *Journal of Neuroscience*, vol.18, 1998, p.8047-55.

_______ et al. "Blueberry supplementation enhances signaling and prevents behavioral deficits in an Alzheimer disease model", *Nutrition Neuroscience*, vol.6, 2003, p.153-62.

"Smart drugs", *The Economist*, 24 mai 2008.

"All on the mind", *The Economist*, 24 mai 2008.

Sahakian, Barbara e Sharon Morein-Zamir. "Professor's Little Helper", *Nature*, vol.450, 20 dez 2007, p.1157-9.

Maher, Brendan. "Poll results: Look who's doping", *Nature*, vol.452, n.10, abr 2008.

"Brain boosting drugs hit the faculty lounge", *The Chronicle of Higher Education*, 20 dez 2007, <http://chronicle.com/news/article/3673/brainboosting-drugs-hit-the-faculty-lounge>.

Carey, Benedict. "Smartening up: Brain enhancement is wrong. Right?", *The New York Times*, 9 mar 2008.

Maswood, Navin et al. "Caloric restriction increases neurotrophic factor levels and attenuates neurochemical and behavioral deficits in a primate model of Parkinson's disease", *PNAS*, vol.101, n.42, 2004, p.18171-6.

McGlothin, Paul e Meredith Averill. *The CR Way*. Nova York, Harper Collins Publishers, 2007.

Fontana, Luigi e Samuel Klein. "Aging, adiposity, and caloric restriction", *Journal of the American Medical Association*, vol.297, n.9, 7 mar 2007, p.986-94.

Scarmeas, Nikolaos et al. "Mediterranean diet and mild cognitive impairment", *Archives of Neurology*, vol.66, n.2, fev 2009, p.216-25.

Nagourney, Eric. "Tie between obesity and dementia is discovered", *The New York Times*, 1º nov 2005, seção F, p.6.

Grady, Denise. "Link between diabetes and Alzheimer's deepens", *The New York Times*, 17 jul 2006, seção A, p.15.

Caryn Rabin, Roni. "Blood sugar control linked to memory decline, study says", *The New York Times*, 1º jan 2009.

Pearson, Kevin J. et al. "Resveratrol found to improve health, but not longevity, in aging mice on standard diet", *Cell Metabolism*, 3 jul 2008.

## 11. A academia cerebral (p.193-213)

Liu, Linda e Denise Park. "Imagination helps older people remember to comply with medical advice", *National Institutes of Health News*, 4 jun 2004.

Park, Denise C. et al. "Improving cognitive function in older adults: Nontraditional approaches", *Journal of Gerontology*, Series B, 62B (edição especial), 2007, p.45-52.

Liu, L.L. e D.C. Park. "Aging and medical adherence", *Psychology and Aging* 19, 2004, p.318-25.

"New research on aging and cognitive training presented at The Gerontological Society of America's Annual Meeting", Sociedade de Gerontologia dos Estados Unidos da América, 19 nov 2007, estudo IMPACT de Elizabeth Zelinski.

Mahncke, Henry W. et al. "Memory enhancement in healthy older adults using a brain plasticity-based training program: A randomized, controlled study", *PNAS*, 3 ago 2006, p.12523-8.

Merzenich, Michael M. "Building better brains from lab to laptop", *Aging Today*, vol.27, n.1, jan/fev 2006, p.1043-284.

George, Lianne. "The secret to not losing your marbles", *MacLeans*, 9 abr 2007.

Trafford, Abigail. "In the key of what-next", *The Washington Post*, 11 mai 2004.

Fried, Linda P. et al. "A social model for health promotion for an aging population: Initial evidence on the experience corps model", *Journal of Urban Health: Bulletin of the New York Academy of Medicine*, vol.81, n.1, mar 2004, p.64-8.

Kolata, Gina. "Old but not frail: A matter of heart and head", *The New York Times*, 5 out 2006, seção A, p.1.

Levy, Becca. "Negative stereotypes about aging may shorten life", *Personality and Social Psychology*, ago 2002, <http://www/apa.org/releases/longevity.html>.

Hess, Thomas M. et al. "The impact of stereotype threat on age differences in memory performance", *Journal of Gerontology, Psychological Sciences*, vol.58B, n.1, 2003, p.3-11.

"The joy of giving", *The Economist*, 14 out 2006; *PNAS*, 12 out 2006.

Schnall, Simone et al. "Making it less of an up hill struggle", *Journal of Experimental Social Psychology*, 14 jun 2008.

Reuter-Lorenz, P.A. "New visions of the aging mind and brain", *Trends in Cognitive Sciences*, vol.6, 2002, p.394-400.

Reuter-Lorenz, P.A. e C. Lustig. "Brain aging: Reorganizing discoveries about the aging mind", *Current Opinion in Neurobiology*, vol.15, 2005, p.245-51.

Salthouse, T.A. "The processing-speed theory of adult age differences in cognition", *Psychological Review* 103, 1996, p.403-28.

________. "Mental exercise and mental aging: Evaluating the validity of the use it or lose it hypothesis", *Perspectives in Psychological Science*, vol.1, 2006, p.68-87.

Anderson, Nicole D. et al. "Recollection and familiarity-based memory in healthy aging and amnestic mild cognitive impairment", *Neuropsychology*, 30 jul 2007.

Ramachandran, Vilayanur S. e Lindsay M. Oberman. "Broken mirrors", *Scientific American*, nov 2006, p.63-70.

Blakeslee, Sandra. "The cells that read minds", *The New York Times*, 10 jan 2006, seção F, p.1.

Iacoboni, Marco. *Mirroring People*. Nova York, Farrar, Straus and Giroux, 2008.

Parte do material desse capítulo também veio da "Cúpula do Envelhecimento Cognitivo", realizada em Washington, entre 10 e 12 de outubro de 2007.

## Epílogo (p.215-22)

Block, Sandra e Stephanie Armour. "Many Americans retire years before they want to", *USA Today*, 10 jul 2006, p.1.

Saletan, William. "Nerdo-enhancement", *Slate*, 10 abr 2008, <http://www.slate.com/id/2188747/>.

Cascio, Jamais. "Getting smarter about getting older", Institute for Ethics and Emerging Technologies, 7 jul 2005, <http://ieet.org/index.php/IEET/more/cascio20050706>.

"Global aging", *Business Week*, 31 jan 2005.

Marquez, Jessica. "Novel ideas at Borders lure older workers", *Workforce Management*, mai 2005.

Deutsch, Claudia H. "A longer goodbye", *The New York Times*, 21 abr 2008.

"Why population aging matters: A global perspective", National Institute on Aging, National Institutes of Health, U.S. Department of Health and Human Services, U.S. Department of State, 2007, Special Section, p.1.

Gawande, Atul. "The way we age now", *The New Yorker*, 30 abr 2007.

Zelinski, Elizabeth e Kerry P. Burnight. "Sixteen-year longitudinal and time lag changes in memory and cognition in older adults", *Psychology and Aging*, vol.12, n.3, 1997, p.503-13.

Brooks, David. "The great forgetting", *The New York Times*, 11 abr 2008, seção A, p.23.

Langa, Kenneth et al. "Memory loss and other cognitive impairment becoming less common in older Americans", *Alzheimer's & Dementia* e *University of Michigan Health System*, 18 fev 2008, <http://www2.med.umich.edu/prmc/media/newsroom/details.cfm?ID=38>.

Albert, Marilyn e Guy McKhann. "The aging brain", panfleto publicado pela Dana Alliance for Brain Initiatives, 2006.

Lohr, Steve. "For a good retirement, find work, good luck", *The New York Times*, 22 jun 2008.

Trafford, Abigail. "An extra ten and young again", *The Washington Post*, 18 set 2007.

Shoven, John B. "New age thinking: Alternative ways of measuring age, their relationship to labor force participation, government politics and GDP", texto preparatório 13476, National Bureau of Economic Research, Cambridge, Massachusetts, out 2007, p.1-19.

McFadden, Robert. "All 155 aboard safe as crippled jet crash-lands in Hudson", *The New York Times*, 16 jan 2009, seção A, p.1.

Wald, Matthew e Al Baker. "Cockpit tape reveals thumps, engine loss and a 'Mayday'", *The New York Times*, 19 jan 2009, seção A, p.21.

Collins, Gail. "The Stump Theory", *The New York Times*, 12 fev 2009, seção A, p.35.

# *Índice remissivo*

1ª EDIÇÃO [2011]

ESTA OBRA FOI COMPOSTA POR LETRA E IMAGEM EM DANTE PRO
E IMPRESSA PELA UMLIVRO EM PROCESSO DE IMPRESSÃO SOB
DEMANDA SOBRE PAPEL PÓLEN SOFT DA SUZANO S.A. PARA
A EDITORA SCHWARCZ A PARTIR DE MAIO DE 2020

A marca FSC® é a garantia de que a madeira utilizada na fabricação do papel deste livro provém de florestas que foram gerenciadas de maneira ambientalmente correta, socialmente justa e economicamente viável, além de outras fontes de origem controlada.